Aluno da TEMPESTADE

Aluno da tempestade

2ª edição: Outubro 2024

Autor:
Daniel Scola

Preparação de texto:
3GB Consulting

Revisão:
Jacob Paes
Daniela Georgeto

Projeto gráfico:
Jéssica Wendy

Capa:
Dimitry Uziel

Foto de capa:
Vitor Rosa

Impressão e acabamento: Gráfica Plena Print

DADOS INTERNACIONAIS DE CATALOGAÇÃO NA PUBLICAÇÃO (CIP)

Scola, Daniel
Aluno da tempestade : as lições da maior batalha de minha vida e como elas podem ensinar você / Daniel Scola.
— Porto Alegre : Citadel, 2024.
224 p.

Bibliografia
ISBN 978-65-5047-473-7

1. Autoajuda 2. Câncer – Pacientes – Superação 3. Saúde
I. Título

24-2862 CDD – 158.1

Angélica Ilacqua – Bibliotecária – CRB-8/7057

Produção editorial e distribuição:

CITADEL
Grupo Editorial

contato@citadel.com.br
www.citadel.com.br

Daniel Scola

Aluno da TEMPESTADE

as lições da maior batalha
de minha vida e como elas
podem ensinar você

CITADEL
Grupo Editorial
2024

Nos falta tudo, menos inimigos.

Winston Churchill (1941)

Para Joana, Tereza e Gabriella,

que nunca me abandonaram.

*Para Rubens (*in memoriam*) e Cecília,*

que me ensinaram a escrever.

Sumário

Sumário

Apresentação

Apresentar o livro do Scola, além de ser uma grande honra, é uma oportunidade de mostrar aos seus leitores a capacidade de superação desse jovem jornalista e da própria medicina. O livro conta sua história de forma leve e agradável, com mensagens curtas introduzindo cada capítulo, lembrando um pouco o estilo de Drummond de Andrade, e com reflexões dirigidas a si próprio, o que lhe confere uma dimensão autobiográfica.

O que dá ainda mais originalidade ao texto é que grande parte dos fatos narrados foi escrita depois de ele renascer de um dos mais agressivos tratamentos oncológicos que o ser humano pode suportar, o do câncer no cérebro. Duas grandes cirurgias, meses de radioterapia, incluindo o cérebro e a medula, além das diversas infecções graves que adquiriu decorrentes dos períodos de imunossupressão, marcaram essa jornada. Esse complexo universo de agressão à sua saúde parecia que venceria o grande lutador que hoje serve de alento àqueles que possam estar vivendo uma história semelhante.

Lembro-me de vários momentos do período que passamos juntos no hospital, mas sempre me chamou atenção a sua capacidade de absorver todos os golpes do complexo tratamento. "Vamos lá" era a sua marca, nunca perguntava sobre efeitos colaterais de qualquer intervenção médica e nunca discordava do que era proposto. Parecia que ele sabia que, por vezes, o fundo do poço da esperança do ser humano tem mola.

O tempo foi passando, e de repente me surpreendi ao ver o Scola dando uma entrevista na televisão, marcando seu retorno ao jornalismo e escrevendo sua coluna semanal no jornal *ZH*. Sua coragem e persistência de repórter ficam evidentes desde o início do livro, quando ele descreve o enfrentamento à posição do então consultor do governo federal e ex-secretário da Saúde do estado do Rio Grande do Sul, Osmar Terra, em relação à pandemia de covid-19. Na ocasião, o então deputado lançava dúvidas sobre a vacina e o isolamento das pessoas, exatamente quando já haviam morrido 3 mil pessoas, prenúncio de uma das maiores catástrofes sanitárias mundiais, que mataria mais de 700 mil pessoas no Brasil.

O jornalista e repórter, como ele mesmo deixa transparecer, é uma espécie de turista obcecado pela verdade e que se empenha em mergulhar na cena para explorar ao máximo os fatos. Ao cobrir o segundo maior terremoto no Chile, em 2010, Scola descreveu o horror do episódio abrigando-se numa casa sem luz com gente abalada pelas perdas, contando suas histórias ao redor de um lampião. A cobertura jornalística feita por ele um ano depois, em outro grande furacão, dessa vez no Japão e avaliado em 9 graus na escala Richter, nos revela as disparidades entre o comportamento de uma sociedade latina, como a chilena, e outra asiática; saques no meio dos destroços, no primeiro caso, se contrapunham à atitude intocável e respeitosa dos japoneses.

"O princípio" é o capítulo em que ele escreve sobre os primeiros sintomas de sua doença. Uma tontura refratária que depois de dois meses culminaria no diagnóstico que mudaria sua vida: um câncer na cabeça, no cerebelo, o meduloblastoma. Como ele mesmo escreve, um tumor cerebral que "me tirou o chão". A sensação de finitude que toma conta de qualquer um depois de receber um diagnóstico ameaçador à vida traz uma série de inquietações. Nos lembra Gilberto Gil, "não tenho medo da morte, mas medo de morrer, sim". À semelhança de uma despedida ou da lembrança de um filme antigo, muitas vezes o câncer faz as pessoas visitarem o seu passado. "Gracias a la vida que me ha dado tanto", a música eternizada por

Mercedes Sosa, foi o sentimento que veio a sua mente quando descreveu os minutos que antecederam o adormecer pela anestesia na primeira cirurgia.

Esse novo personagem que as pessoas incorporam após o diagnóstico do câncer é o que marca os novos tempos de uma vida mesclada de incertezas e períodos de perda de memória. É aqui que Scola revela sua grande vocação jornalística, ao buscar registrar pessoalmente os fatos da própria história na hora em que eles ocorreram: "Abri os olhos e uma das primeiras coisas que pedi a ela [Gabriella, sua companheira] foi que colocasse uma câmera na minha frente para eu poder gravar um boletim". "Eu sobrevivi", era tudo que ele precisava registrar para si mesmo naquele momento.

Um ciclo com muitas dúvidas também se instala nas famílias do paciente com doença neurológica, ainda mais quando a doença é um câncer na cabeça! Afinal, há sempre uma grande dose de apreensão com o prognóstico no longo prazo. Tudo isso ele mesmo reviveu ao lembrar-se do pai, que faleceu com Alzheimer na mesma época em que ele adoeceu.

Porém, é com música que Scola nos lembra de algo muito singelo, mas que vamos perdendo com a rotina do dia a dia, de nos reunir com os amigos de tempos em tempos para discutir as coisas de que a gente mais gosta, no seu caso, falar de livros e filmes. O inusitado é que um desses amigos passou a ter dificuldades para caminhar e frequentar esses encontros, em função de ter sido diagnosticado com outra doença neurológica de prognóstico sombrio até hoje, a Esclerose Lateral Amiotrófica (ELA). Infelizmente, o amigo se foi, e os encontros deixaram de existir.

Neto de imigrantes italianos reconhecidos como donos de um bom verbo, a perda da eloquência da sua voz agregou um ingrediente de grande apreensão para Scola na longa luta de recuperação por ser seu principal instrumento de trabalho.

Mas é no capítulo "Coisas... E pessoas" que ele lembra um dos momentos mais marcantes da sua longa caminhada pela recuperação, o de poder contar sua história no ar na emissora que moldou sua carreira. Todos que se afastam do trabalho por um período longo devido a tratamentos estendidos convivem com a sensação do julgamento, por seus pares, de terem se tornado incapazes, uma espécie de invalidez permanente que tende a repercutir em perda de posições no trabalho. Aí é que entram os amigos e colegas mais caros, que ajudam a recuperar a nossa autoestima e a renovar as esperanças. Até o garçom do bar ou restaurante que costumamos frequentar pode nos dar um alento ao saber que ele lembra nossas preferências do cardápio depois de meses de ausência.

Numa espécie de reconhecimento e gratidão com todos que lhe foram próximos nesse período, Scola vai nomeando vários amigos e colegas que se tornaram personagens fundamentais da sua história recente, inclusive os médicos e funcionários do hospital. Nós, médicos, perdemos a noção da dimensão que isso representa para os pacientes, e certos detalhes marcam mais que a simples visita diária de rotina. Só depois de lê-lo lembrei-me de ter comido uvas no quarto com ele e fui capaz de notar como isso pode ter marcado tanto aquele nosso encontro a ponto de ser citado. Uma visita médica no quarto do hospital com o médico permanecendo sentado por um minuto pode ter mais valor que uma hora em pé.

Por fim, vale lembrar que a leitura sempre ocupou seu tempo durante as diversas esperas do tratamento, e os livros costumam ser um grande companheiro da gente em vários momentos da vida. Esse hábito parece ter sido um grande aliado do Scola para amenizar a longa espera de dias e noites intermináveis.

"Hoje eu venci o câncer", nos escreveu o saudoso David Coimbra, o que diz muito daqueles que sofrem do desafio de levar a vida depois do diagnóstico de certos tipos de câncer mais agressivos. Mas, como cantou Cazuza, "o tempo não para, e se você se achar derrotado, saiba que ainda estão rolando os dados, porque o tempo, o tempo não para".

Scola é um exemplo.

Luiz A. Nasi

Médico

Prefácio

Compartilho com Daniel Scola alguns gostos em comum. Um deles é a paixão pelos livros – especialmente os que tratam de história e biografias. Tive a sorte de escrever algumas obras e o privilégio de ter Scola como leitor. Me senti muito honrado quando recebi o convite para ler o rascunho e escrever sobre seu primeiro livro.

Aluno da tempestade não é uma obra qualquer. É sobre alguém que venceu o câncer. Sei bem o quanto essa palavra – câncer – é impactante, como ela nos atinge e abala. Enquanto Scola lutava contra um câncer no cérebro, minha esposa vivia a mesma batalha, contra um câncer de mama. Ela também venceu. Mas não é fácil. Passamos por momentos difíceis; foi preciso aprender muita coisa em pouco tempo. Quem passa por uma doença dessas tem muito a ensinar aos outros. Por isso o livro de Scola é importante. Não é uma obra de ficção, é sobre a realidade da vida.

Como amante de biografias, gostei muito do modo como a obra foi escrita e tenho certeza de que milhares de outras pessoas vão achar o mesmo. Não é a impressão de um jornalista sobre determinado assunto, tampouco a cobertura de um acontecimento feita por um repórter. É a experiência pessoal de um filho, esposo e pai de duas filhas pequenas que passou por um problema grave de saúde, suportou seu pior momento, aprendeu e se dispôs a ajudar outros em situação semelhante escrevendo sobre o que viveu. Scola não culpou Deus, a família, os amigos ou quem quer que fosse pela doença. Pelo contrário, o que transborda no texto é o sentimento de gratidão. Reconhecer e ser grato pela ajuda recebida e pelas experiências que a vida nos proporciona é um dos sentimentos mais nobres do ser humano.

Mesmo falando de um câncer, o texto de *Aluno da tempestade* é leve, agradável e reflexivo. Um combo de histórias profissionais de um jornalista de sucesso que fez coberturas importantes em vários lugares do mundo e de uma vida pessoal que mudou completamente nos últimos dois anos.

Acredito que reflexões são importantes em qualquer livro, mas, quando a obra trata da experiência da vida humana, é sempre muito mais relevante. Há muitas pessoas vivendo sem preocupações e desconectadas do meio em que vivemos. Acredito sinceramente que o exemplo de superação e aprendizado que Daniel Scola nos apresenta aqui é importantíssimo, tanto para quem precisa enfrentar uma doença grave quanto para quem desconhece a realidade vivida por pacientes, familiares e médicos.

Obrigado por compartilhar tua história, Scola!

Rodrigo Trespach

Historiador e escritor

Oh, when times get rough

And friends just can't be found

Like a bridge over troubled water

Quando o tempo fica ruim

E os amigos não são encontrados

Como uma ponte sobre
água remexida

– Simon and Garfunkel ("Bridge over Troubled Water", 1970)

Apresentação do autor

APRESENTAÇÃO DO AUTOR

Durante toda a minha vida contei histórias. Em todos os cantos do Brasil e do mundo. Histórias de centenas, para não dizer milhares, de pessoas. Do flanelinha ao presidente do hospital; do soldado ao comandante; do guarda do Palácio ao governador. Nunca contei quantas, mas, como disse, foram milhares.

Ao longo dessa jornada de trinta anos, algumas pessoas me incentivaram a escrever um livro. Eu respondia dizendo que talvez um dia acontecesse. Essa provocação se transformou em inquietação pessoal. Deixei a inquietação de lado, como se deixa a água decantar. E continuei a minha vida.

Em 2021, descobri que tinha um câncer. Um câncer na cabeça, ainda por cima. Ainda em recuperação, gravei dois episódios de um podcast, na minha casa, junto com um colega, o jornalista David Coimbra. Antes e depois das gravações que tinham como tema o câncer, trocamos ideias. Nessas conversas, ele me desafiava a escrever um livro. Era mais um amigo a me fustigar, mas era o autor de vários livros, ou seja, uma pessoa muito experiente nas publicações. Num daqueles momentos, a água turva começou a decantar. O processo ainda levou um tempo até entender que a história que eu procurava era a minha. Então, depois de contar muitas histórias de outras pessoas, chegara a vez de relatar mais uma. A minha.

Nas páginas a seguir, você vai ler histórias tristes, emocionantes e de redenção. É a única coisa que posso prometer, além de muito empenho na escrita. Emocionei-me bastante lembrando-me de tudo que passei, da transição de um sujeito muito saudável para um homem desacordado, na cama de uma Unidade de Terapia Intensiva (UTI) hospitalar e com uma sonda entrando no nariz.

Dessa jornada, que vira qualquer pessoa de cabeça para baixo, colhi ideias que pudessem melhorar meu perfil pessoal e profissional. Espero que elas possam servir de ajuda. Mas vale muito alertar: não quero ensinar caminhos melhores ou piores. O objetivo é compartilhar minha história e o que aprendi com ela. A lição foi dura e é encorajadora.

I'm your dream, make you real

I'm your eyes when you must steal

I'm your pain when you can't feel

Sou seu sonho, faça ser real

Sou seus olhos quando
você precisa roubar

Sou sua dor quando você
não consegue sentir

– Metallica
("Sad but True", 1992)

Começo

COMEÇO

1.

No início de 2021, eu estava no auge da carreira como comunicador da RBS. Apresentava o programa de jornalismo com a maior audiência do estado, o *Gaúcha Atualidade*, na Rádio Gaúcha, e fazia comentários diários na RBS TV, no *Bom Dia Rio Grande*. Era uma rotina profissional que eu buscava desde a adolescência.

Minha trajetória na Rádio Gaúcha começara bem antes, ainda em 1998. Em casa, tinha uma esposa maravilhosa e duas filhas pequenas. Tereza, a mais nova, era um bebê. Joana já não usava fraldas, mas ainda assim era uma menininha.

Eu mantinha um estilo de vida saudável, praticava esportes diariamente e minha alimentação era exemplar.

Nunca fui tabagista e ficava muito bravo com quem fumava perto de mim. Tinha 45 anos de idade e uma vida inteira pela frente. De repente, surgiu uma doença inesperada, algo que nunca se prevê e que derruba a estrutura psicológica: um câncer. Triste notícia, porém verdadeira.

No meu caso, o tumor estava na cabeça e ocupava uma área do cerebelo (porção abaixo do cérebro), que afetava justamente aquilo que mais me caracterizava, o equilíbrio. Só havia um jeito de me livrar daquilo: cirurgia para a remoção do câncer seguida de dois tratamentos, rádio e quimioterapia. Tudo, evidente, realizado com muito tempo de internação hospitalar. Logo eu.

Minhas memórias de um quarto de hospital me levam à infância, quando enfrentei uma cirurgia para a retirada das amígdalas. A recordação daquilo é apenas um *flash*. Agora, com um câncer na cabeça e mesmo tendo que interromper uma carreira profissional que eu considerava de sucesso, não precisei pensar muito antes de confirmar a operação ao meu neurocirurgião. Dali em diante, fiz um esforço enorme para me livrar do câncer, o que sempre foi meu objetivo.

Removeram a doença, e passei pelos devidos tratamentos. Depois de encerrar a quimioterapia e já em casa, recebi uma provocação da vice-presidente da minha empresa, na época, Andiara Petterle: gravar um podcast com David Coimbra. Mal sabia ela que fazer uma gravação com meu amigo e colega seria um prazer.

A ideia era contar nossas histórias, um papo entre dois amigos e as agruras no combate ao câncer. Topei na hora. Logo os jornalistas Diori Vasconcellos e Andressa Xavier – uma das idealizadoras do podcast – vieram à minha casa para registrar tudo em áudio e vídeo. O próprio David veio ao meu encontro. Sentamo-nos à mesa da sala e, cercados de livros, gravamos o que viria a ser o podcast *Scola da Vida*. Essa última palavra resumia perfeitamente o nosso desejo: vida. Deu tempo de gravarmos duas conversas e, infelizmente, perdemos o amigo, derrotado por aquilo que ele mais combateu durante alguns anos. Nos dois episódios, conversamos sobre a origem e os muitos percalços de um paciente de câncer, inclusive as limitações fisiológicas, que são trágicas, mas rimos muito sobre isso.

Nossas conversas foram regadas a café. Andressa gravava o áudio enquanto Diori fazia as imagens. O material foi guardado, e espero que um dia seja divulgado, para servir de alerta sobre duas pessoas que passaram pelo câncer.

Podcast inédito

Transcrição do primeiro de uma série que seria de três episódios.

Andressa: Olá, estamos começando este podcast para falar de uma doença que nem gostamos de dizer o nome.

David: Minha avó era assim.

Andressa: Antes de mais nada, quero dar um dado. No ano passado, o Brasil teve 626 mil pessoas diagnosticadas com câncer. São quase 1.700 pessoas por dia!

David: Agora você disse o nome.

SCOLA: É muita gente! Muito obrigado pela presença aqui na minha casa. Desculpem a minha voz, mas é muito bom ter vocês aqui comigo numa hora tão difícil.

ANDRESSA: Hoje é 13/12/2021, e queremos que você nos conte como foi.

SCOLA: Bem, eu tô fora da Gaúcha. Eu descobri um câncer no cerebelo. Agora eu tô fazendo quimioterapia e, quando eu terminar, volto ao trabalho.

Eu estava me sentindo tonto e procurei um médico. Ele pediu que eu fizesse uma ressonância na cabeça. Marquei o exame para logo em seguida. Ali eu percebi que tinha alguma coisa errada. A moça que fazia o exame me perguntou se era um exame de rotina ou uma investigação. Eu respondi: por quê? E ela disse que o médico me ligaria. Fui para casa pensando que motivo levaria o médico a me ligar.

Não me esqueço daquela tarde fria de junho de 2021, quando o médico me ligou dizendo que eu tinha um tumor. Depois de me dar a má notícia, ele disse que o neurocirurgião Arthur Pereira Filho me ligaria para marcar a cirurgia, pois aquele tumor precisava ser removido o mais rápido possível.

Amor, o que ele disse que eu tinha?

Andressa: Vamos ouvir a Gabriella. A Gaby é a esposa do Scola.

Gabriella: Ele disse que você tinha uma lesão no cerebelo. Fazia tempo que eu dizia pro Scola fazer um check-up, mas você é muito teimoso e não foi. No dia em que ele recebeu a ligação, eu estava no quarto fazendo a minha filha dormir e ouvi um grito dele. Fui à sala e vi que estava ao telefone e muito nervoso. Na hora eu pensei: *meu Deus, aconteceu algo muito grave.*

Scola: Depois disso, liguei para o dr. Arthur, e ele foi muito bom comigo. Ele me disse que era muito comum operar pessoas com o mesmo problema que eu tinha.

David: Ele é muito bom, me operei com ele.

Andressa: Como foi o teu caso, que você descobriu que tinha câncer?

David: Isso foi em 2013. Comecei a sentir uma dor no peito. Resumindo, fiz todo tipo de investigação e descobri. Fiz uma tomografia no peito e, logo depois, ele me levou para olhar a tela do computador, uma mancha preta de uns 10 centímetros no rim esquerdo. O médico me disse assim: "Se você descobriu pela dor no peito, é porque já está em metástase". Sentei pra tirar os tubos do exame e, pensando em tudo que ia passar, acabei desmaiando – hahahahaha. Não é uma palavra nobre, mas desmaiei de cagaço. No outro dia, já fui pra faca.

ANDRESSA: Como foi tua saída da Gaúcha?

SCOLA: Pensei que seria coisa rápida, então pedi férias de trinta dias. Achei que seria possível explicar tudo na volta...

O podcast se estende por mais quarenta minutos e nunca foi publicado. Quando tentamos marcar o terceiro episódio, David já não podia fazer a gravação. Ele estava com muita dor e, infelizmente, nos deixou logo depois.

Duas histórias particulares sobre David Coimbra

A primeira. Certa vez, eu estava na minha mesa, na redação de GZH, na RBS, ouvindo o programa *Timeline*, da Rádio Gaúcha. Assim que terminou, David irrompeu na redação, às 11h05, em busca de um computador. David saía do ar às 11h.

Ele disse: "Preciso escrever uma coluna agora e não consigo. Na minha mesa tem uma pessoa e preciso do computador que ela está usando".

Na hora, ofereci o meu e chispei para o café. Menos de dez minutos depois, voltei, e David já não estava mais ali. Será que ele tinha pressa de escapar? Fatalista, imaginei que algo tivesse dado errado. Liguei, então, para ele. Estava tudo bem e até tinha concluído a coluna. Aqueles poucos minutos para escrever um texto longo não eram comuns para mim. Mas a facilidade e a criatividade de David me surpreendiam.

A segunda. David falou sobre um assunto na rádio que ele evidentemente dominava. Mas no ar, ao vivo, podia ser apresentado de forma diferente. Com cuidado e humildade, me aproximei para dar uma dica, e ele a recebeu muito bem. Nunca redarguiu. Teve uma postura de *gentleman*, fez até eu me sentir contemplado. Não apenas compreendeu aquilo que eu disse como também mudou o jeito de falar. Não existe sensação melhor para um amigo do que ver uma dica sendo aplicada e aprimorada pelo interlocutor.

People try to put us d-down
(talkin' 'bout my generation)

Just because we get around
(talkin' 'bout my generation)

Things they do look awful c-c-cold
(talkin' 'bout my generation)

I hope I die before I get old
(talkin' 'bout my generation)

This is my generation

This is my generation, baby

As pessoas tentam nos desmerecer
(falando sobre a minha geração)

Só porque nos damos bem
(falando sobre a minha geração)

As coisas parecem
terrivelmente ruins (falando
sobre a minha geração)

Espero, então, morrer
antes de ficar velho

Esta é a minha geração

Esta é a minha geração, baby

– The Who ("My Generation", 1965)

Jornalismo

2.

O jornalismo entrou na minha vida na fila de inscrição para o vestibular, em 1994, na Universidade de Caxias do Sul (UCS). Ali, um amigo do segundo grau me perguntou qual era a minha opção para a graduação. Logo, a escolha da minha profissão aconteceu por acaso.

Meu teste vocacional concluía que eu deveria cursar Psicologia. Ainda bem, optei pelo Jornalismo. Eu seria um péssimo psicólogo. Como muitos adolescentes que precisam escolher uma carreira profissional cedo, optei pelo jornalismo. A única certeza que eu tinha era a de que não seria um curso de ciências exatas. Ao longo da vida, eu tinha errado demais em Matemática, Física e Química. A opção foi por afinidade mesmo, pois conseguiria unir meus gostos por História e leituras, além de ouvir histórias de pessoas.

Ao entrar na sala de aula no bloco H, no primeiro dia de aula, uma professora me perguntou, de cara, se eu pretendia fazer radiojornalismo, jornal ou televisão.

Posso fazer tudo?

Ainda bem que optei por aquele curso. Desde cedo eu queria fazer tudo, ser capaz de atuar bem em todas as mídias. Mais tarde, aprenderia que as escolhas que fiz foram acertadas. O interesse em diversificar assentou as bases para me tornar repórter multimídia anos depois. Na ingenuidade da juventude, era a *afoiteza* de um menino sem freios que deu o direcionamento para o profissional na idade adulta. Quanto à carreira, o jornalismo foi uma escolha correta, porque eu não saberia fazer outra coisa.

No primeiro dia, na primeira aula, apareci na faculdade com a roupa mais nova, ostentando uma pastinha em que era possível ler *JORNALISMO*. Os mitos que eu sustentava sobre a formalidade da profissão caíram aos poucos. Voltei a usar a velha calça jeans, camiseta de banda de rock e a carregar meus livros na mão, sem pasta nenhuma. Era assim que a minha geração agia.

Nos primeiros semestres eu fazia apenas duas disciplinas. Meus pais me ajudaram bastante, mas eles não tinham uma renda elevada. Sem dinheiro, procurei uma bolsa de estudos. Graças ao Crédito Educativo, saltei de duas para seis disciplinas e, depois, para oito. Isso exigia que eu triplicasse minha carga de estudos. Meus colegas estavam se adiantando, e eu não podia ficar para trás.

Nas aulas da faculdade que exigiam alguma escrita mecânica, eu usava máquinas de escrever. Logo em seguida, nos laboratórios de computação da UCS, no famoso bloco F, descobri uma novidade: a internet.

Um dia depois de formado, me apresentei na agência da Caixa Econômica Federal, em Caxias do Sul, para devolver o dinheiro da bolsa, como havia sido acordado quando o crédito foi concedido. Meu pai, seu Rubens Scola, foi comigo.

We all want to change the world

You tell me that it's evolution

Well, you know

We all want to change the world

Todos nós queremos mudar o mundo

Você me diz que é a evolução

Bem, você sabe

Todos nós queremos mudar o mundo

– Beatles ("Revolution", 1968)

No princípio, só havia acesso à internet em alguns computadores da sala de computação do bloco F, na UCS. Eram os mais disputados, lógico. Antes do Google, o site de buscas era o Altavista. Poder "buscar" uma palavra e receber de forma imediata a resposta sobre a sua origem na tela do computador me deixou boquiaberto. Um amigo, aluno de informática, me ensinou e ajudou a usar a ferramenta.

– Digita qualquer coisa do teu interesse – ordenou.

Na barra de "busca" do site, digitei a palavra que não saía da minha cabeça: Metallica.

Eu não conseguia acreditar na mágica de olhar na tela vinte opções de sites diferentes sobre a minha banda preferida. Para mim, aquilo era a revolução. Depois viriam outras, mas essa foi a primeira que eu vivi. Com o Google, as buscas foram ampliadas e ainda mais organizadas.

Com muita sorte, logo no segundo semestre da faculdade consegui uma vaga para trabalhar como estagiário na Rádio Caxias, uma das principais sobre notícias na minha cidade. Durante muito tempo, redigi os textos em laudas na máquina de escrever. Depois, veio a máquina elétrica e, no final daquele período, o computador. As aulas de datilografia serviram para não passar vergonha catando milho no teclado. Na rua, fazia boletins diretamente do orelhão ou pedia um telefone emprestado no local da entrevista.

Tão importante quanto a internet, o primeiro celular revolucionou o trabalho no rádio. Pela primeira vez, o repórter tinha a mobilidade que a atividade exigia: falar ao vivo de qualquer lugar. Na Rádio Caxias, encontrei o ambiente adequado para unir o aprendizado da profissão e a prática do jornalismo. Aquilo que era ensinado de manhã, na faculdade, eu punha em prática à tarde na rádio.

Aquele ambiente e a realidade em que eu estava inserido me fizeram ambicionar mais. Eu sonhava em trabalhar na rádio mais importante do Rio Grande do Sul, a Gaúcha. Três anos depois, incomodava a redação da Gaúcha, em Porto Alegre, com fitas cassete, em que eu gravava alguns boletins. Um dia, fui convidado para cobrir as férias de um colega, Giovani Grizotti. Eu conhecia a lenda pelo nome, mas trabalhar na Gaúcha substituindo Grizotti era uma responsabilidade em dobro.

Pedi férias na Caxias para ficar trinta dias em Porto Alegre. No dia 30 de janeiro de 1998, entrei na redação da Rádio Gaúcha com as pernas bambas de nervoso. Fui até a mesa do meu chefe na época, o jornalista André Machado, e me apresentei. Ele logo me deu um texto para gravar. Lembro que era sobre a autorização dada por Antônio Britto, então governador do estado, para o início das obras de uma estrada da região de Santa Clara do Sul, cidade da modelo gaúcha Shirley Mallmann.

Na manhã seguinte, comecei uma enquete na rua. Antes de sair, participei da reunião de pauta, em que o produtor e o apresentador me designavam o tema. À minha frente estava Lauro Quadros, do programa *Polêmica*. Antes de sair, o produtor ainda reforçou:

– Lauro é muito criterioso; não pisa na bola.

A caminho da saída da Gaúcha, vi Armindo Antônio Ranzolin entrando no estúdio para apresentar o *Gaúcha Atualidade*. Nem nos meus melhores sonhos eu poderia imaginar que um dia o guri de Caxias do Sul, o "repórter do interior", assumiria aquela cadeira.

Concluído o período de férias do Grizotti, preparei-me para voltar à rotina em Caxias do Sul. O então chefe de jornalismo, Luciano Klockner, me ofereceu uma vaga efetiva. Eu teria que pedir demissão da rádio em Caxias e me mudar de vez para Porto Alegre. Outro esforço adicional que teria que fazer era em relação à faculdade de jornalismo, já que eu não a tinha concluído.

Com a ajuda dos meus pais, tomei a decisão certa. Como estava no final do curso, estudaria de manhã em Caxias e trabalharia à tarde em Porto Alegre. Com a nova rotina, tinha que percorrer 240 quilômetros em quatro horas nas viagens de ida e volta, e isso todos os dias. No ônibus, aproveitava o tempo para estudar e ler. Meu pai costumava me esperar na rodoviária de Caxias do Sul, mesmo eu chegando às 23h50. Certa vez, enquanto ele me levava para casa, resolvi reclamar, e disse que não aguentava mais viajar todos os dias. Ele me respondeu, perguntando:

– Mas você não queria trabalhar na Gaúcha?

O início da minha vida morando em Porto Alegre não foi fácil. Morava numa quitinete no térreo de um prédio de oito andares, no bairro Bom Fim. Eu chamava aquele lugar de "O palácio das baratas".

Até hoje recebo ofensas de ouvintes me acusando de "nunca ter andado de ônibus". No início, em 1999, eu ia e voltava do trabalho na linha T5. Saía de casa duas horas antes de começar a trabalhar. Levava uns quinze minutos caminhando até a parada de ônibus, depois meia hora de viagem no transporte público e, quando descia do ônibus, levava mais vinte minutos a pé até o prédio da RBS. Eu tinha 21 anos na época.

Um dia, no segundo ano dessa rotina, minha namorada me convidou para irmos ao cinema. Fiquei enrolando para dar a resposta à menina, porque eu não tinha dinheiro. De tanto desconversar para evitar assumir qualquer compromisso, ela me deu um xeque-mate, e tive que responder.

Eu costumava almoçar em restaurantes bem baratos. Num deles, tinha uma placa fixada à parede, onde era possível se ler: "Visite a nossa cozinha". Claro, nunca visitei. Não queria deixar de comer naquele estabelecimento.

Eu vivia tão afoito por dinheiro que, nas viagens de ônibus intermunicipal, pedia a passagem "sem seguro-viagem". Aquele R$ 1 economizado poderia fazer falta no supermercado.

If you could be inside my head

You'd see that black and white is red

Flying high again

Se você pudesse estar dentro da minha cabeça

Você veria que preto e branco é vermelho

Voando alto novamente

– Ozzy Osbourne ("Flying High Again", 1981)

Minha primeira grande cobertura pela Rádio Gaúcha também foi um golpe de sorte, aconteceu por acaso. Eu estava na redação, à noite, quando o telefone tocou e atendi o ouvinte. Era um brigadiano, um policial militar de Itaqui, dizendo que haviam prendido o Maníaco do Parque. Ele queria passar a informação para alguém da Gaúcha, afinal de contas, era "A Fonte" da informação.

Estando no lugar certo e na hora certa, arregalei os olhos sem mudar o tom de voz. Na capa da revista *Veja*, que eu costumava ler, estava estampada a foto com o rosto de Francisco de Assis Pereira, o Maníaco do Parque. Ele era procurado pela morte de dez mulheres do Parque do Estado, na capital paulista. O maníaco atraía suas vítimas exibindo seus dotes de patinador. Ingênuas quanto às intenções malignas do rapaz, elas caíam no conto e eram atraídas para um matagal, estupradas e mortas.

Assim que começou a ser procurado, ele fugiu de São Paulo, cruzou a fronteira, foi para a Argentina e depois retornou ao Brasil. Tendo atravessado a fronteira, foi surpreendido pescando no rio Uruguai, em Itaqui.

Os jornais na tevê constantemente mostravam o esforço da polícia para capturá-lo. Francisco de Assis Pereira não podia entrar nem sequer num mercado para comprar o que comer, pois o país inteiro já tinha visto o seu rosto em algum meio de comunicação. Seria impossível levar uma vida minimamente normal, já que ele tinha que escamotear sua identidade em qualquer situação pública.

Todo o país queria encontrá-lo, por isso a minha dúvida imediata sobre a veracidade da sua prisão no Rio Grande do Sul, mas não desdenhei da informação. Pedi, então, que o policial militar lesse na carteira de identidade onde aparecia a filiação do suspeito. Os nomes batiam com o que dizia a reportagem da revista *Veja*. Fiz mais algumas perguntas, e todas confirmavam a veracidade do caso. A veia de repórter pulsou mais forte a partir daquele momento, e, ao desligar o telefone, corri até o estúdio para dar a informação no ar.

Ofegante, entrei no estúdio principal da Gaúcha, onde era apresentado o programa *Show dos Esportes*. Eu era um desconhecido do apresentador, o Pedro Ernesto Denardin. Enquanto eu falava, olhei na tela da tevê no momento em que Lillian Witte Fibe interrompia a novela das nove para um boletim urgente: o "Maníaco do Parque" havia sido preso no Rio Grande do Sul. Ela daria os detalhes no *Jornal da Globo*, quase no final da noite.

Mas aquilo que ela veiculou durante a madrugada eu informei ao vivo, o que na época era uma das magias do rádio: poder entregar conteúdo ao vivo, praticamente na hora da ocorrência dos fatos.

Fora do ar e ainda no estúdio, Pedro me deu uma dica que tem sido útil:

– O bom repórter cresce na cobertura de grandes histórias – disse ele. Até hoje, o ensinamento e as suas palavras reverberam na minha cabeça.

Meu editor informou que eu iria para a fronteira fazer a cobertura e, claro, entrevistar o maníaco, se fosse possível. Fiquei preocupado com coisas pequenas, como o tempo que gastaria de ônibus entre Porto Alegre e Itaqui. Mas meu editor replicou que eu não iria por via terrestre. A equipe de reportagem viajaria numa aeronave locada pela RBS até Uruguaiana e, de lá, iríamos de carro até Itaqui.

Aquela foi a primeira viagem que fiz de avião. O jornalismo me levou longe e bem alto.

Enquanto meus colegas mais calejados bebiam uísque durante o voo, eu aproveitava para me inteirar melhor do assunto. Ao desembarcar em Uruguaiana, ainda antes de chegar a Itaqui, entrei no ar com o apresentador da madrugada na Gaúcha, Jayme Copstein. Ele não "tocou o pato" para mim, famoso personagem, na verdade o som de um *quá-quá* que ele usava para acabar com discussões no programa sempre que alguém falava de política ou de futebol. E o que era para ser um rápido boletim se tornou uma conversa noite adentro. Fui de carona os cerca de cem quilômetros que separam Uruguaiana de Itaqui.

Na Delegacia de Polícia Civil de Itaqui, deram-me acesso às celas. Apenas uma grade me separava do maníaco. Repousei o gravador de fita cassete numa das barras da grade, sem erguer a mão e deixar o braço perto do assassino em série. Inexperiente como repórter, mas medroso profissional.

Fiz a primeira entrevista com aquele sujeito, entrevista que vários veículos acabaram reproduzindo pelo país. Até no dia seguinte, quando ele foi transferido para a capital paulista, onde seria julgado e condenado por homicídio, empresas de comunicação de várias partes do país, impossibilitadas de chegar a uma cidade no extremo sul do Brasil, acionaram-me para entradas ao vivo.

Voltei para casa com a sensação de dever cumprido e imaginando que havia honrado a profecia de Pedro – *o bom repórter cresce na cobertura de grandes histórias*.

Em agosto de 2000, interrompi minha carreira na Gaúcha a fim de viajar para a Inglaterra.

London calling to the underworld

Come out of the cupboard you boys and girls

London calling, now don't look to us

Chamada de Londres para o submundo

Saiam do armário, vocês, meninos e meninas

Londres está chamando, não olhe para nós

– The Clash ("London Calling", 1979)

Eu iria para a Inglaterra fazer um mestrado em Jornalismo. Viajei para o país das minhas bandas preferidas, inclusive de The Clash.

Os meses que antecederam minha viagem foram de muita angústia. Na era da correspondência impressa, eu me comunicava com a universidade por meio de cartas. Como uma carta demorava pelo menos uma semana para chegar ao destino, aquele foi um processo longo, muito mais do que demora hoje.

Para aumentar a minha angústia, era minha primeira viagem para a Europa. Sem dúvida uma mudança de vida radical. Deixaria minha casa em Porto Alegre para morar bem longe, numa cidade que eu nem sequer sabia como era. No corredor da Rádio Gaúcha, um mês antes do embarque, o apresentador Antônio Carlos Macedo me abordou e perguntou por que eu andava cabisbaixo. Expliquei a situação, e ele, com sua conhecida voz grave, me respondeu:

– Mas você vai pra Londres, velho!

I am a passenger

And I ride, and I ride

I ride through the city's backsides

I see the stars come out of the sky

Yeah, they're bright in a hollow sky

You know it looks so good tonight

Sou um passageiro

E eu ando, e eu ando

Eu ando pela periferia da cidade

Eu vejo as estrelas saírem à noite

Sim, elas brilham no céu vazio

Você sabe que isso parece muito bom esta noite

– Iggy Pop ("The Passenger", 1977)

O vírus do jornalista já estava em mim. Na manhã do dia 11 de setembro de 2001, a aula que eu teria foi cancelada e fui para casa, em Cardiff, capital do Reino Unido. Foi lá que vi, pela televisão, as primeiras imagens das torres do World Trade Center. Por um tempo eu as vi fumegantes e, em seguida, desabando.

Eu morava perto de uma base aérea militar. Ouvia os jatos da Royal Air Force (RAF), a força aérea britânica, cruzando os céus. Na rádio da BBC, o jornalista informou que a casa do governo britânico seria protegida pelos caças a fim de evitar qualquer possível ataque. Peguei firme o telefone e liguei imediatamente para a Rádio Gaúcha, com a intenção de dar a eles a visão do outro lado do Atlântico sobre o que estava acontecendo no país. Na manhã seguinte, fui à banca de jornal e comprei todos os diários que traziam imagens desconcertantes na capa e, claro, as reportagens sobre o inferno nos Estados Unidos.

Minha estada no Reino Unido me permitiu conhecer lugares históricos e fantásticos. Eu era um passageiro contumaz. Em Stratford, fui visitar a casa onde nasceu e viveu um dos meus ídolos, William Shakespeare. Em

Birmingham, fui ao bairro de Aston, onde foi formada a banda Black Sabbath. No País de Gales, viajei de trem até Hye-on-wye, onde pude ver que o apelido de Cidade dos Livros é muito apropriado. A cada dez metros se encontra uma livraria. Voltei de lá com a mochila pesada.

De todas as cidades que conheci na região, Edimburgo, na Escócia, é a que me pareceu ser a mais bonita. Gostei tanto que voltei algumas vezes à Escócia. Em termos de locais históricos, é difícil fazer uma escolha. Mas achei Londres a mais atraente. O Parlamento, a estátua do Churchill, a casa do primeiro-ministro (em 10 Downing Street), o distrito financeiro The City, a catedral de São Paulo, os palácios, os museus, as galerias de arte, as praças, os centros comerciais, os pubs. Tudo é inspirador!

Já que era a primeira vez que eu viajava para lá, pude experimentar a novidade das empresas aéreas de baixo custo e aproveitei para conhecer toda a Europa Central. Os países daquele continente iriam se unir, e uma das consequências seria a introdução de uma moeda única, o euro. A Inglaterra continuaria com a libra esterlina (*pound*).

Embarquei em um voo barato para Bérgamo, na Itália, e presenciei a troca da lira italiana para a nova moeda. Aquelas eram notas muito diferentes, com as quais os italianos teriam que se acostumar, por isso, no período de transição, houve muito transtorno.

Back in black

I hit the sack

I've been too long, I'm glad to be back

Yes, I'm let loose

De volta em preto

Eu bati no fundo do poço

Fiquei fora por muito tempo, estou feliz por estar de volta

Sim, estou livre

– AC/DC ("Back in Black", 1980)

❍❍❍

Como me foi prometido, voltei ao Brasil e retomei minhas atividades na Gaúcha. No primeiro programa, eu estava vestido de preto, e não era por luto; eu gostava daquela cor e estava de preto na minha reestreia, que aconteceu em 12 de julho de 2004, e que também coincidiu com a estreia do novo gerente de jornalismo da rádio. Cyro Silveira Martins Filho vinha do jornal *Diário Gaúcho*, periódico que ele mesmo fundara. A publicação era o símbolo de um êxito da RBS, e imagino que ele teria que fazer na rádio o que tinha feito no jornal.

Poucos meses depois, em 2004, fui enviado aos Estados Unidos para a cobertura da eleição presidencial. Era a segunda cobertura internacional que eu fazia, mas a mais importante para mim até aquele ano. Quando retornei de lá, não levou muito tempo para ser convidado a fazer a parceria de estúdio com Antônio Carlos Macedo, no programa *Gaúcha Hoje*.

Esses dois movimentos em minha trajetória tinham a mão do Cyro, embora ele não dissesse nada diretamente para mim.

Precisei alterar a minha rotina de sono. Passei a acordar quando costumava dormir, às quatro da manhã. Tentava superar a preguiça dizendo a mim mesmo: "Cara, a essa hora o padeiro e o jornaleiro já estão trabalhando. Muita gente já saiu da cama para plantar no campo, o plantonista nem dormiu ainda, e você tá aí resistindo?".

A transição não foi fácil. Durante um ano, passei o dia bocejando. Mas nem aquilo suplantava a euforia de estar num programa no qual eu podia aprender tanto. Fui um espectador privilegiado de muitas conduções jornalísticas e de entrevistas.

Numa delas, Macedo entrevistou o então deputado José Otávio Germano. Germano aparecia em escutas telefônicas conversando com investigados na Operação Rodin, popularmente conhecida como "fraude do Detran". Como havia sido secretário de Segurança Pública anos antes, José Otávio mantinha poder sobre o governo estadual. Havia sido dele, inclusive, a nomeação do diretor-presidente do Detran, preso pela Polícia Federal.

Germano não era investigado, por ter imunidade parlamentar como deputado. Para entrar na investigação, os policiais teriam que pedir autorização a um tribunal de Brasília, o que levaria todo o processo para longe daqui e o estenderia por tempo indeterminado. De forma estratégica, os agentes prefeririam manter tudo no estado e poder chegar a mais prisões do que de outro modo.

Naquela entrevista, em 12 de julho de 2004, eu estava como repórter. Pude acompanhar de perto tudo sobre a famigerada escuta telefônica em que Germano conversava com um investigado sobre a porcentagem que teria na suposta propina. Ao vivo, Macedo fez uma crítica duríssima, e o deputado ligou para a Gaúcha a fim de rebater. Ele começou alegando que falara em código *como sendo* propina, quando, na verdade, referia-se ao número da fila de votação da eleição presidencial do seu clube de futebol.

É óbvio que sua manobra era uma forma ardilosa de escapar da posição de suspeito. Enquanto Macedo emparedava o deputado, eu municiava o apresentador com informações que podiam ser usadas para contrapor os argumentos do entrevistado. Na reportagem do escândalo do Detran, eu havia lido centenas de páginas do processo e ouvido muitas horas de gravações. Estava preparado para responder a qualquer dúvida que pudesse ser levantada.

O argumento de que o número da suposta cifra se referia ao lugar na fila de votação da eleição era evidentemente falso, pois, nos arquivos da eleição, ele tinha sido um dos primeiros a votar e não teria ficado em fila alguma. Assim, o que começou como uma entrevista acabou se transformando num debate.

Os ouvintes sentiram a tensão, que era muito acentuada, inclusive dentro do estúdio. A entrada de José Otávio Germano extrapolou a entrevista para um debate bastante aquecido.

É função do jornalista extrair uma história do entrevistado. Se ele não a contar, o engodo fica nítido, e tanto a reportagem quanto o ouvinte saberão que não se trata de algo factível. Não se pode deixar passar, sob pena de comprometer a nossa credibilidade futura.

A entrevista que Macedo fez com Germano me serviu de ensinamento para, anos mais tarde, travar uma discussão de ideias, no ar, durante a pandemia de covid-19.

There is a house way down in New Orleans
They call the Rising Sun

Tem uma casa em Nova Orleans
Eles a chamam de o Sol Nascente

– The Animals ("The House of the Rising Sun", 1964)

A casa da Yeda

3.

A compra de uma casa pela governadora Yeda Crusius (PSDB) passou a ser sempre cercada de dúvidas. Assim como a música da banda The Animals, a residência ficaria famosa, mas por razões diferentes no caso da de Porto Alegre.

Yeda não moraria no Palácio Piratini, residência oficial dos governadores. Ok, não seria a primeira pessoa a fazer isso. Governadores que a antecederam não usaram a ala residencial. Mas por que aquela casa? Por que deixar um apartamento de cobertura, num bairro nobre como Petrópolis, e se transferir para uma casa? E isso justamente depois da campanha eleitoral?

Cada vez que ela tentava responder a essas perguntas, mais dúvidas surgiam. A compra de uma residência, cuja razão é fácil de explicar – em tese –, tornou-se uma operação tão complexa que ninguém conseguia entender os reais motivos. Uma informação que veio à tona dizia que parte do dinheiro usado teria sido resultado de "sobras de campanha".

Numa campanha para o governo do estado, rolava tanto dinheiro e havia tanta gente envolvida que as coisas realmente poderiam ter saído do controle. O planejamento de uma campanha é diferente de um planejamento financeiro para comprar um carro ou fazer uma viagem pessoal. E as especulações eram criadas por pessoas ligadas à governadora.

Provavelmente, estando cansada de dar explicações e acuada pela dúvida pública, Yeda contratou um renomado advogado e ex-promotor de Justiça para defendê-la. Quando, finalmente, deram a versão sobre a compra do imóvel, a casa já era alvo de manifestações presenciais, já que vivíamos na fase anterior ao *boom* das redes sociais.

A fachada do imóvel era voltada para o leste, lado em que o sol se levanta. Nunca entrei na residência, mas imagino que a vista do sol nascendo deveria ser linda. Professores representando o Centro dos Professores do Estado do Rio Grande do Sul (CPERS) – Sindicato foram até os portões da residência e se postaram aos gritos. Eu considerava um erro ir à casa particular, e não ao Palácio Piratini.

Os vizinhos da governadora, moradores do local havia muito mais tempo, nada tinham a ver com o protesto, mas foram diretamente afetados pelas manifestações. Como os manifestantes se aglomeravam, impediam a saída da casa, e isso coincidiu com a necessidade de levar os netos para a escola, o que ela mesma fazia, prejudicando a vida particular de uma figura pública.

Assim, o que já era questionável passou a ser, a meu ver, algo totalmente equivocado. O questionamento sobre a compra da casa, ocorrida de forma absolutamente duvidosa e legitimamente questionável, deveria ter sido feito em outro lugar, por outros meios, mas jamais na residência particular, no momento em que as crianças estavam em casa – menores que tinham as próprias necessidades e deveriam ser protegidos a todo custo.

Cumprindo minhas funções de repórter, ouvi todos os lados e os entrevistei ao vivo para a Rádio Gaúcha.

Well, I'm running

Police on my back

I've been hiding

Police on my back

Bem, eu estou fugindo

Polícia na minha cola

Eu tenho me escondido

Polícia na minha cola

– The Clash ("Police on my Back", 1980)

Operação Rodin

A fraude do Detran-RS começou bem antes, mas foi durante o governo Yeda Crusius (PSDB), em 2007, que foi realizada a Operação Rodin, uma união de forças entre procuradores do Ministério Público Federal, do Ministério Público de Contas e investigadores da Polícia Federal. A extensão da investigação atingiu a alta cúpula do Detran, deputados, o presidente do Tribunal de Contas, empresários, lobistas e até reitores de universidades gaúchas. Muitos dos envolvidos foram presos naquele 7 de novembro de 2007, como resultado da operação.

Agentes da Polícia Federal amanheceram na frente das casas dos suspeitos e efetuaram as prisões. Eles ficaram literalmente nas costas dos suspeitos depois de prendê-los. A cena de autoridades algemadas sendo colocadas em camburões foi marcante.

Havia muitas digitais naquela fraude. O governo de Yeda havia se esmerado para montar um secretariado técnico. Isso não a isentava da imoralidade e de deixar a roubalheira continuar acontecendo. A governadora também acumulava muitos erros cometidos na política. Ela não resistiu à sanha de políticos tradicionais e acabou sucumbindo na área que dá suporte à sobrevivência de qualquer chefe de Executivo: a relação com partidos. A governadora também costumava achar que o mundo estava contra ela.

A suposta perseguição alegada não se realizava. Uma das ilações estava evidente em suas atitudes, como quando demitiu o então secretário de Segurança do Estado, José Francisco Mallmann, por supostamente tê-la traído politicamente ao não avisar antecipadamente sobre a operação. O delegado Mallmann havia sido superintendente da Polícia no Rio Grande do Sul antes de assumir o cargo de secretário. Mallmann honrou a separação dos poderes: ele havia sido da Polícia e agora era secretário. Não infringiu a lei para avisar a chefe.

Mas, para a governadora, isso foi a gota d'água para a decisão de demiti-lo. A operação elevou a temperatura na política a um nível muito alto. Yeda chamou seu secretário para uma reunião no Palácio Piratini. Na agenda, o compromisso oficial era uma reunião de trabalho com Mallmann.

Eu exercia a função de repórter setorista do Piratini, mas também era o jornalista que cuidava dos assuntos da Operação Rodin. Entrei ao vivo na Gaúcha para dizer que o compromisso oficial era uma reunião entre Yeda e Mallmann, mas seria a última. A governadora havia tomado a decisão de demitir o secretário.

Naquele dia, eu tinha me "plantado" do lado de fora do gabinete da governadora. Queria saber o que diriam antes de o encontro acontecer. Nos momentos que antecederam a reunião, houve a permissão para imagens de ambos os envolvidos. Quando Yeda e Mallmann se cumprimentaram, ergui o braço para aumentar o alcance do gravador na captação da conversa. Então, um fotógrafo fez a imagem que marcou aquele ato: a governadora e o demitido.

O retrato estampou a reportagem especial do *Zero Hora* no dia seguinte. Na redação, meu chefe abriu o jornal na minha frente e ordenou, como um pai corrige o filho: "Não usa mais camiseta no Piratini; veste um traje, pelo teu bem".

Tomei vergonha, comprei um terno novo e nunca mais apareci no Palácio do Governo com uma roupa informal.

Eu não tinha pelas atitudes na reportagem o desdém que tinha por vestimentas formais. Não sabia equilibrar as coisas. A mesma abnegação de repórter não se refletia na minha aparência. Longe de ser um ermitão, para um profissional bem-vestido eu não servia. Ainda bem que, nesse aspecto, mudei bastante.

Ser um profissional diligente me rendeu frutos. Eu pregava e aplicava este compromisso: o bom repórter tem que estar no lugar dos fatos. Nem sempre isso era possível, mas, quando era, eu me deslocava até onde as coisas aconteciam. Como repórter de política, cumpria um ritual diário de ir ao Palácio Piratini e à Assembleia Legislativa. Presencialmente, também passava pelo Palácio da Justiça e pela então sede do Ministério Estadual, no histórico prédio da Praça da Matriz, conhecido como Forte Apache.

Naqueles locais, raramente saía de mãos abanando. Fiz muitas entrevistas interessantes, encontrei pessoas que me passaram informações importantes, bebi muitas xícaras de café e tive acesso a processos judiciais que normalmente não são discutidos por telefone. Foi numa dessas visitas que descobri a Fraude dos Selos.

Até as estátuas da centenária Praça da Matriz sabem que a sexta-feira é um dia com pouco movimento no prédio da Assembleia Legislativa. A sexta-feira nem sequer é um dia de votações no plenário. A movimentação se dá de forma muito limitada nas comissões, onde alguns deputados se reúnem para tomar decisões antes de levar projetos de lei a votação.

Numa dessas sextas-feiras pela manhã, cheguei à Assembleia e me deparei com dois agentes da Polícia Federal saindo do prédio. Eles carregavam malotes, computadores e muitos disquetes. A cena pretendia ser discreta, mas chamava atenção pelo ineditismo de policiais estarem na sede do parlamento. Deduzi corretamente que eles estavam lá para cumprir algum mandado de busca e apreensão.

Telefonei para três pessoas diferentes que tinham larga experiência parlamentar. Todos confirmaram a informação: os policiais estavam ali para uma investigação com coleta de possíveis provas contra o diretor administrativo da Assembleia Legislativa, Ubirajara Macalão. Macalão agia como uma espécie de faz-tudo dos deputados, que viam no diretor um "resolvedor" de problemas burocráticos. Por sua vez, ele retribuía a "confiança" com mais trabalho ainda, embora muita coisa fosse ilegal.

Naquele ambiente permissivo, Macalão viu a chance de obter ganhos pessoais em espécie. Comprou um apartamento de luxo em Porto Alegre e uma casa na praia com piscina, mantendo um estilo de vida incompatível com a realidade financeira de um servidor público. A maioria dessas informações consta no extenso inquérito policial e na denúncia que o Ministério Público apresentou à Justiça, que acabou levando Macalão à condenação.

As coberturas da Gaúcha chamaram a atenção do então diretor da RBS TV, Raul Costa Junior. Eles precisavam de um repórter para a área de notícias gerais, e eu preenchia os requisitos, mesmo sem ter trabalhado em uma emissora de televisão anteriormente.

Raul não me conhecia pessoalmente, mas me ouviu pela Gaúcha, e o jornalista Giovani Grizotti, repórter investigativo da RBS TV e meu ex-colega na rádio, se encarregou de fazer "meu cartaz" para o chefe da tevê. Ao chegar para o encontro com Raul, que se deu na sua sala na RBS, ele foi logo lembrando uma história curiosa que nos envolvia.

Certa manhã, Raul viu pela janela de seu apartamento que o presidente do Tribunal de Contas do Estado (TCE) tinha entrado no prédio de um dos donos de uma empresa investigada na Operação Rodin. Raul me ligou para passar a informação. Minha resposta foi imediata, e em dez minutos eu estava na frente do prédio.

Quando o presidente deixou o local e se preparava para embarcar no carro oficial, fiz uma entrevista marcante. Aquele flagrante justificava as duas horas de espera plantado na frente do imóvel. A manchete do episódio foi a seguinte: "Reportagem flagra momento em que presidente do TCE visita em casa um dos investigados da Rodin".

João Luiz Vargas havia ido prestar solidariedade ao empresário Ferdinando Fernandes, dono da Pensante, empresa no centro da investigação. O nome da operação era uma referência à famosa estátua *O Pensador*, do escultor francês Auguste Rodin.

Exercer atividades num veículo diferente do rádio era um aprendizado para mim. Poder exercer as duas atividades ao mesmo tempo, no rádio de manhã e na televisão de tarde até à noite, era um enriquecimento pessoal muito desejável. Eu não me importava tanto com o fato de não conseguir manter uma vida social. Meus amigos estavam ali mesmo, na rádio e na tevê. E participar dos programas campeões de audiência era o meu prêmio.

Quando ingressei na RBS TV, nem sequer sabia segurar um microfone e falar olhando para a tela. Ter uma câmera e uma luz direcionadas para o meu rosto era uma novidade com a qual tive que me acostumar. Me pediram apenas para fazer reportagens. E, na primeira pauta, fui a Novo Hamburgo cobrir uma tragédia, o desabamento de um prédio em construção. Eu entrara ao vivo milhares de vezes na Gaúcha, mas na televisão era bem diferente. Era uma estreia, e isso nos enche de nervosismo. Trêmulo, entrei ao vivo no *RBS Notícias*, programa de maior audiência na emissora.

A transição acontecia não somente na frente das câmeras. Tive que me acostumar com uma outra rotina nos bastidores. Viajar num carro com equipe, esperar meus colegas recolherem câmera e luz, dialogar com produtores que te ajudam a deixar tudo marcado e torcem para o entrevistado falar bem, conversar permanentemente com editores que ficam na redação e, na volta ao prédio da tevê, ficar sabendo que ainda não é a hora de levar a reportagem. Era necessário decupar a fita de gravação junto de dois editores, um de texto e outro de imagem. Era um processo bem diferente do que acontecia na rádio, onde se transmite conteúdo em tempo real.

Tive muitos colegas que ajudaram nessa transição. Eu diria, na verdade, que todos eles tiveram participação. A relação do repórter com os cinegrafistas é fundamental, e tive a sorte de ter parceiros que garantiam uma boa execução do meu trabalho. Os cinegrafistas estão literalmente atrás das câmeras, cuidando para termos a melhor imagem durante a reportagem.

Fernando Rech, por exemplo, subiu em telhados comigo para fazer imagens de presídios. Getúlio Vargas – sim, isso mesmo – costumava fazer a seguinte brincadeira com seu próprio nome: "Se o vovô deu certo, imagina o neto!". Getúlio era o mais experiente de todos nós, e eu aproveitava nossos papos para beber daquela fonte inesgotável de histórias.

Passei horas com Marcelo Theil dentro de um carro parado na frente de prédios e casas de pessoas que eram investigadas. Numa das tantas viagens que fizemos, cruzamos o Rio Grande do Sul. Fomos juntos a lugares que eu nem sequer conhecia. Theil sabia e poupava a equipe de todo tipo de dissabor. Com ele, nunca fomos a lugares "errados".

Claro que, por culpa minha, enfrentei percalços nos quase cinco anos de televisão. Entrevistei pessoas que não acrescentaram nenhuma novidade à notícia principal, levei para a redação fitas de vídeo que não funcionavam e me envolvi com matérias que eu mesmo decidia desconsiderar depois de horas de apuração. Mas no jornalismo as coisas são assim mesmo. Uma pauta pode render uma grande matéria, como pode ser descartada por falta de novidade, por não acrescentar absolutamente nada à vida do telespectador.

É preciso estar preparado e ser decidido na hora de descartar o que não funciona, apesar de todo o tempo gasto em leituras, investigações e apuração. Mas nem tudo é tempo desperdiçado quando a experiência de trabalho nos faz nos conectar a pessoas interessantes e ampliar nosso conhecimento das coisas, das pessoas e do mundo. Se tudo não resultar em uma reportagem que prenda a atenção de quem a assistir, que é o objetivo principal, na próxima as coisas serão mais enriquecidas e consistentes. O desejo que alimento é sempre poder contar uma história nova que tenha repercussão na sociedade. Quando nenhum desses critérios se confirma, nada vai ao ar.

Osmar Terra

Não é recomendável discutir com um entrevistado no ar. Ainda mais se esse entrevistado for uma autoridade. Se a autoridade for da área médica, se for ex-secretário de Saúde, se for ex-ministro e tiver concebido um programa de assistência em saúde para crianças, o Primeira Infância Melhor (PIM), então desista da discussão.

O deputado Osmar Terra passou um bom tempo da pandemia de covid desdenhando da importância da vacina e sustentando uma tese que os fatos desmentiam. A minha colega de estúdio no programa *Gaúcha Atualidade*, Carolina Bahia, havia feito uma crítica à postura do deputado. A assessoria de imprensa do parlamentar entrou em contato conosco para que ele fizesse um contraponto. Democraticamente, abri espaço para que ele desse a sua versão. Mas alertei:

– Vou rebater com argumentos para desmontar versões que não correspondem à verdade, caso ele as mencione.

A entrevista havia sido marcada para dois dias depois. Antes disso, ouvi mais uma vez os áudios que o deputado tinha enviado por WhatsApp a prefeitos do interior do Rio Grande do Sul, desacreditando manchetes da imprensa sobre a situação real da pandemia de covid. Ele falava amparado na experiência de médico e ex-secretário da Saúde, a fim de lançar dúvidas sobre a vacina.

O que ele não falava era que, em 2011, durante o surto de gripe H1N1, ele tinha sido um ferrenho defensor da vacina contra a doença. Terra poderia ter mudado de opinião de acordo com a conveniência. Mas eu não. "A verdade era importante em 2011 como é importante depois daquele ano", pensei.

Ouvi todos os áudios mais uma vez, li todas as manifestações públicas que ele fez nas redes sociais, vasculhei seus argumentos sobre a covid que, na minha opinião, contrariavam a realidade. Eu não queria fazer parecer que a minha posição era mais cômoda, nem queria me passar por herói. Discutir com alguém no ar não é bom em hipótese alguma. Pessoalmente, não gosto de bate-boca.

Mas, na função em que eu estava, não tinha outro jeito. Naquela altura, já contabilizávamos três mil mortes! Era muita gente, e o que infelizmente não sabíamos é que o número era pequeno perto do que viria pela frente.

Ninguém arriscava, mas, naquela circunstância, com as mortes aumentando dia após dia, estava claro que tínhamos uma catástrofe em andamento. No final da pandemia, o número total de mortos foi de setecentos mil brasileiros.

O deputado Osmar Terra tinha muitos seguidores. Depois da entrevista, muitos influenciadores nas redes sociais, alguns travestidos de jornalistas, ajudaram a reverberar aquela discussão. Fui hostilizado por essa turma com ofensas do tipo "quem você acha que é pra contestar um médico, seu sabidão?".

Não citarei os nomes dessas pessoas, porque não sou de dar holofotes para ofensas. Não respondi a nenhuma delas, tampouco citei publicamente seus nomes na época e não farei isso jamais. Os travestidos de especialistas e de jornalistas falam para as suas bolhas, para aqueles que compactuam das mesmas ideias.

O meu trabalho se mantém o mesmo e é diferente desses ambientes. Eu busco a verdade, enquanto essas pessoas procuram um discurso que reforce suas narrativas, para lacrarem nas redes sociais e para serem aplaudidas por pessoas da mesma bolha. Elas são a antítese do jornalismo profissional.

Glory days, well they'll pass you by

Glory days, in the wink of a young girl's eye

Glory days, glory days (Alright)

Dias de glória, bem,
eles passarão por você

Dias de glória, em um piscar
de olhos de uma garota

Dias de glória, dias de glória (tudo bem)

– Bruce Springsteen ("Glory Days", 1984)

Eu já era notado, mas o ponto de inflexão na minha carreira como âncora se deu numa grande cobertura, exatamente como disse Pedro Ernesto anos antes. Esse ponto de inflexão foi a morte do papa João Paulo II.

Naquele dia, um sábado, assim que foi confirmada a morte do Santo Padre, corri para o estúdio e mantive a característica da Gaúcha de derrubar a programação normal para a cobertura especial de um evento. O interesse público justificava aquela interrupção.

Ancorei um programa especial que começamos à tarde e só terminou no início da madrugada. A vida de um jornalista, bem como a dos médicos e de tantos outros profissionais, é marcada por imprevistos; e imprevistos não têm hora para acontecer. Naquele dia, perdi o casamento de um casal de amigos.

Guardo muitas memórias daquela cobertura, inclusive dois gestos que me marcaram. Na saída do estúdio, Geraldo Corrêa, na época diretor da RBS (hoje não está na empresa), me cumprimentou. Geraldo era um homem reservado e de poucas palavras. Por isso, o aperto de mão que me deu falou muito. Da mesma cobertura, lembro-

-me do saudoso colega Wianey Carlet. Wianey me mandou um e-mail que guardo até hoje. Eu li, esfreguei os olhos e reli: o repórter e comentarista de futebol, o grande Wianey Carlet, me elogiava naquele e-mail! Foram meus dias de glória pessoal, e eu recebi aqueles pequenos gestos como prêmios pelo trabalho naquele dia extenuante.

O jornalismo não tem o glamour que muitas pessoas imaginam ter. Trabalhamos em zonas muito perigosas, e perigosas no sentido territorial e dos interesses pessoais de pessoas poderosas. Entrevistamos gente comum que nos conta histórias tristes, que narra incêndios, alagamentos, troca de tiros e desastres dos mais variados. Mas tudo isso nada mais é do que a vida. Ou, como dizia Nelson Rodrigues, é a vida como ela é.

Coberturas como repórter

4.

Chile

Em 2010, fui até o Chile para cobrir um desastre horroroso, um terremoto seguido de tsunami. Aquele terremoto só foi menor em intensidade em relação ao grande terremoto de Valdívia, no mesmo Chile, na década de 1960, sobre o qual os chilenos guardavam recordações dos seus antepassados.

Para chegar ao epicentro do terremoto, a cidade de Concepción, percorri de carro os milhares de quilômetros que separam a Argentina do Chile. O aeroporto da capital, Santiago, estava fechado. Então, viajei de avião até Mendoza, na Argentina, aluguei um carro e segui até o Chile, passando pela Cordilheira dos Andes. As paisagens estonteantes obrigam o turista a parar e tirar fotos. Eu não estava na condição de turista; vivia a ânsia do jornalista. Queria chegar o quanto antes para começar a transmitir.

Em países sacudidos por terremotos, é compreensível que nada funcione adequadamente ou que não funcione de modo algum. Desci a Cordilheira, que parecia interminável, ziguezagueando. Cheguei ao pé da montanha sentindo vertigens.

Em Santiago, vi os primeiros sinais do terremoto. À medida que descia para o sul, na direção de Concepción, a tragédia parecia ficar mais evidente, com prédios e casas desabados. Ao chegar ao meu destino, vi o horror das imagens a que assistira pela televisão. Prédios e casas no chão, colunas de fumaça brotando por toda parte, o Exército chegando em tanques, a população bebendo água em chafariz desativado.

Presenciei inúmeros saques a mercados, padarias, lojas de eletrodomésticos e de material de construção. Desses lugares, os invasores levaram tudo o que podiam carregar. Uma vez satisfeitos com o que apanhavam no local, saíam por janelas quebradas ou por qualquer outra abertura que encontrassem. O Exército não dava conta de acorrer a todos os pontos saqueados. Chegou um momento em que desistiram de tentar conter a massa, percebendo que a sanha da multidão levaria aquilo a não terminar bem. O inferno de Dante estava diante de mim.

No meio do caos, eu precisava entrar ao vivo na Rádio Gaúcha. Num país devastado, sem estruturas básicas funcionando, quebrei algumas regras pessoais, como aceitar acomodar-me com uma família local.

Aquela casa não tinha luz e estava cheia de pessoas entristecidas, e ficávamos em torno de um lampião contando nossas histórias.

O oxigênio de qualquer jornalista é a possibilidade de se comunicar e de se fazer entendido.

Communication breakdown,
it's always the same

Havin' a nervous breakdown,
drive me insane

Falha de comunicação,
é sempre o mesmo

Tendo um colapso nervoso,
isso me leva à loucura

– Led Zeppelin ("Communication Breakdown", 1969)

Faltava tudo em Concepción, inclusive comida. A RBS tinha me dado um telefone especial, que operava a partir de um satélite. Com ele, fiz toda a cobertura, sendo possível entrar ao vivo. Nos dias seguintes à minha chegada, eu subia até o lugar mais alto da cidade para conseguir sinal e poder ligar para Porto Alegre. Para carregar a bateria do celular especial, tinha que ir até a cidade vizinha, ao prédio da companhia de energia elétrica local, o único onde tinha luz elétrica. Lá eu espetava o cabo na tomada e carregava o aparelho.

Era um alívio ver o sinal da bateria indo do vermelho para o verde. Aquele ritual marcou a rotina, e o lugar se tornou um ponto de encontro de jornalistas estrangeiros. Foi numa situação delicada como aquela que conheci alguns profissionais lendários da minha profissão, caras que faziam coberturas das mais extremadas mundo afora apenas para poder contar ao público o que estava acontecendo num local arrasado como o Chile.

A nossa dificuldade não era nada se comparada ao que os chilenos sofriam. Estando numa casa de família, onde eu podia presenciar tudo, inclusive um novo terremoto que aconteceu, muitas dificuldades que eu poderia enfrentar foram aliviadas. Uma semana depois do primeiro abalo, eu me via tentando pegar no sono, num saco de dormir, na varanda da casa – ou no que sobrou dela –, quando a terra sacudiu novamente. Quando isso aconteceu, a minha primeira reação foi ligar para a rádio.

Eram seis da manhã e entrei no programa *Gaúcha Hoje* descrevendo aquele momento de pavor. Todo terremoto é precedido por um fortíssimo estrondo. O estrondo é o choque das placas tectônicas embaixo da terra. O tremor é sentido alguns segundos depois. Os chilenos com quem eu estava, acostumados com o fenômeno, fugiram em disparada para a rua às escuras. Depois descobri que a primeira medida nesses casos é evitar ficar em alguma edificação.

Em meio ao pânico, nunca foi tão difícil sair do saco de dormir. A sensação que temos é diferente de uma tontura normal, quando há algo em que se apoiar. Num terremoto, todas as coisas ao redor tremem, e um brasileiro, que não tem o menor costume de lidar com terremotos, tenta se equilibrar e se orientar. Mas praticamente nada resolve o problema, pois não há estabilidade que ajude a manter você em pé.

A comida que faltava para eles, obviamente, faltava para mim também. Num dos dias em que estive ali, fui à fila do Exército para obter um salvo-conduto, uma autorização por escrito para poder trabalhar. O soldado que me atendeu ofereceu maçãs. Peguei o saco todo e levei para a casa onde estava hospedado. Naquela noite, ao redor de um lampião, comemos maçãs como jantar. Mas saiba que, numa cobertura como aquela, a alimentação é a última preocupação que temos.

No Brasil, a minha mãe ouvia os relatos que eu fazia pela Rádio Gaúcha. Ela ficou chocada e fez chegar uma mensagem até mim, dizendo para eu sair dali. Mal sabia que, no dia seguinte, o desejo da dona Scola seria atendido. No meio da cobertura, recebi a ligação de um colega, Marcelo Rech, então diretor de jornalismo da RBS. Profissional experiente em coberturas como a que eu fazia, ele disse "Alô" e completou:

– Scola, a imagem do jornalista é a última pauta que ele fez.

O recado tinha sido claro. O jornalista pode contar mil histórias, mas será lembrado e julgado pela qualidade da última. E até ali a minha cobertura estava à altura dos acontecimentos.

No último dia de cobertura do terremoto, fui até uma cidade próxima a Concepción e enfrentei uma fila que durou quatro horas no posto de combustíveis. Abasteci com gasolina até o limite do carro alugado. Depois dirigi até a capital, Santiago, torcendo para o combustível não acabar no trajeto.

Chegando lá, me hospedei num hotel e pedi serviço de quarto: salmão e vinho. Tomei um banho quente, o primeiro em dez dias. Na volta para Mendoza, na Argentina, encontrei a equipe da RBS que ficaria no meu lugar, o repórter Humberto Trezzi e o fotógrafo Jefferson Botega. Fomos até uma *parrilla*, que é como chamam a churrascaria, e, entre garfadas de *riñones* e goles de Malbec, conversamos muito. Alertei os dois sobre a carestia que enfrentariam e os percalços pelos quais podiam passar do outro lado da fronteira.

Em Porto Alegre, li as reportagens do Trezzi e vi as fotos que o Botega fez das cidades destruídas pelo tsunami.

Japão

Em março de 2011, um ano depois do terremoto no Chile, fui para a costa leste do Japão. De lá contei novas histórias de pessoas castigadas pelo maior terremoto na história do país. Foram 9 graus na escala Richter e ondas gigantes que engoliram a orla. O cenário era bem diferente daquele que eu havia testemunhado no Chile.

Quando comparo a situação da população do Chile com a de Tóquio, no país asiático a postura popular foi bem diferente, apesar do tamanho da tragédia. Foram várias cenas marcantes entre os milhares de mortes. No famoso bairro de Shibuya, os gigantescos painéis luminosos que são uma marca da cidade foram desligados. Numa esquina do mesmo bairro, uma máquina de vender refrigerante, no chão, estava com o vidro quebrado. Mesmo com os refrigerantes à mostra, a máquina permaneceu intocada por dias!

Estar presente e poder ver a situação diante de nossos olhos é uma das boas coisas da nossa profissão. Na viagem de ida ao Japão, imaginei que tivesse tirado a sorte grande, mas logo tomei um balde de água fria na cabeça. No voo de Zurique a Tóquio, fiz amizade com um oficial da Cruz Vermelha que também ia para o Japão, a fim de auxiliar nas buscas a pessoas desaparecidas. O oficial me disse que não tinha problema se eu acompanhasse a sua equipe.

Quando desembarcamos no aeroporto de Narita, nas proximidades de Tóquio, formei fila com o pessoal da Cruz Vermelha e, ali, a minha sorte chegou ao fim. Um japonês veio até mim e pediu minha identificação. Obviamente, como eu não era da Cruz Vermelha, fui orientado, como jornalista, a tomar o meu lugar com um grupo de correspondentes vindos de todas as partes do mundo, que desembarcavam a todo instante.

A saga que eu viveria começava ali, num encontro com a realidade. A situação hoje causa gargalhadas, e acho graça de mim mesmo. Mas, na hora, não achei engraçado.

A cobertura do Chile havia me preparado bem, mas não a ponto de enfrentar o que vinha pela frente no Japão. A burocracia estatal existe, e passa pela formalidade no trato social, a que não estamos acostumados, além da barreira da língua. Tirando as pessoas que nos atendem no aeroporto e no hotel, é raro encontrar alguém que fale inglês. O alfabeto é radicalmente diferente; então, eu não tinha como entender o que diziam as placas de sinalização por toda parte.

Na estação do metrô, consultei um fiscal que pudesse indicar um trem. Ele não falava inglês. A situação exigiu dele paciência para se comunicar comigo por meio de sinais. A falta de recursos para me comunicar me fez sentir um analfabeto. Como disse há pouco, um jornalista quer se comunicar e ser entendido.

Tal incapacidade me forçou a recorrer ao trabalho de um tradutor. Junto de outros dois jornalistas, um da Alemanha e outro de Israel, contratamos uma tradutora. Entre um alemão e um israelense, não havia qualquer ressentimento histórico. A tradutora fez a ponte entre nós e a população japonesa que poderia render as histórias de que precisávamos.

O *Gaúcha Atualidade*

Na volta do Japão, fui designado para cobrir a nossa vida real. Um acidente na zona sul de Porto Alegre, que eu acompanharia com a mesma disposição que tive nos trabalhos internacionais.

Minha estreia como apresentador fixo aconteceu no dia 12 de outubro de 2012. O jornalista Lasier Martins deixaria o *Gaúcha Repórter*, que teve, antes dele, o José Antônio Daudt, morto em 1988. Lasier tinha ficado 24 anos no comando do programa. Eu fiquei um ano à frente do *Gaúcha Repórter*, depois de enfrentar muita dor de cabeça por implementar mudanças em uma programação que mantivera por vinte anos o mesmo formato: mudei tudo, até a trilha sonora, e enfrentei a reação desgostosa de muita gente. Mas aquilo não me abalou, pois já era esperada alguma reação.

Um ano depois, eu estava no Havaí, em férias com a minha mulher, conhecendo aquelas ilhas maravilhosas, e o Cyro, meu gerente, me ligou para comunicar que eu assumiria o *Gaúcha Atualidade*. Assumiria o lugar do André Machado, que dividia o programa com as jornalistas Ana Amélia Lemos e Rosane de Oliveira. De manhã, a audiência do rádio é maior, mas o *Atualidade* tinha outras peculiaridades. Ele carrega o peso da história. Nasci um ano antes de o programa ser criado, em 1977, por Mendes Ribeiro Júnior. O *Atualidade* ainda foi comandado por Ranzolin de 1992 a 2007, e, antes de mim, pelo André, de 2007 a 2013. Minha responsabilidade aumentaria, e eu tentava me tranquilizar repetindo a mim mesmo: "Você vai fazer jornalismo".

A viagem de volta estava marcada para o dia seguinte, no final de setembro de 2013, e foi cheia de nervosismo, não pelas turbulências no avião, mas pela expectativa de mudar de cadeira e assumir um microfone tão importante, que tinha uma história na rádio e na memória dos gaúchos.

Naqueles dias, na saída do prédio da RBS, encontrei Nelson Sirotsky, dono da empresa. Ele se voltou para mim e disse, com o típico sotaque gaúcho:

– Tu estás muito bem no nosso *Atualidade*, guri!

Nelson é outra pessoa de poucas palavras, e as poucas que disse serviram como uma injeção de adrenalina para mim.

Equilíbrio

5.

Quando optei pelo jornalismo, em 1994, acentuei a necessidade de isenção e equilíbrio. Me afastei totalmente de preferências esportivas, deixei de lado referências políticas e comprometi amizades com pessoas que não compreendiam isso.

O distanciamento de preferências pessoais é a base para o tipo de jornalismo que eu admiro e pratico. Não sou o Joãozinho do passo certo, personagem que era do contra por natureza, nem sou a ovelha negra. Mas vi desde cedo que o equilíbrio era uma virtude que seria cada vez mais importante cultivar.

Muitas vezes neguei sugestões de pessoas próximas para ser igual a determinado apresentador por causa de audiência. "Mas eu não sou tal pessoa, sou o Scola, é assim que sei agir." Talvez isso tenha me servido como uma bola de ferro na carreira, mas me sinto mais tranquilo sendo eu mesmo sem recorrer a expedientes estranhos para mim.

Covid-19

A pandemia foi a maior cobertura da nossa geração. Para os jornalistas da década de 1940, a Segunda Guerra Mundial foi o evento mais importante. Para nós, a covid. A diferença é que hoje as redes sociais deram espaço quase ilimitado para a propagação de notícias falsas, teorias da conspiração e pessoas que tinham fórmulas mágicas para solucionar problemas na magnitude que alcançaram.

Os famosos "engenheiros de obra pronta" quiseram se impor às decisões tomadas pelas autoridades, que naquele momento eram as mais adequadas. O *#ficaemcasa* não era uma solução fácil de aceitar. Mas, em uma crise viral sem precedentes, é preciso agir e tomar medidas, mesmo impopulares, para se evitar o contato entre as pessoas.

Hoje temos informações que na época não eram conhecidas. Para não lotar os hospitais e evitar que muita gente morresse pelo contato com pessoas infectadas e que o vírus invisível se espalhasse, o isolamento foi necessário.

Evidentemente, não gostei daquela medida. Trabalhar a partir de casa foi a maneira que encontrei de não parar minha atividade, que é a prestação de serviço. Uma das minhas filhas, Tereza, tinha poucos meses de vida, e parte da sua primeira infância foi vivida dentro de casa. Eu sentia as dores duplamente, como jornalista e como pai.

Mesmo com as restrições, consegui fazer inúmeras coberturas jornalísticas em hospitais e transmissões de rádio. Eu já tinha uma experiência de, em 2013, ter levado o *Gaúcha Atualidade* para uma transmissão a partir do setor de emergência do Hospital de Clínicas. Entrevistei pacientes que estavam em macas à espera de um leito para a internação. Queria dar voz àquela população sofrida que lutava no emaranhado burocrático do Sistema Único de Saúde (SUS). Aquilo foi muito diferente do que aconteceria oito anos depois, quando voltei ao mesmo hospital para fazer uma transmissão de rádio no meio da pandemia.

E conseguimos fazer um programa realmente diferente, pois uma das características do *Atualidade* é a transmissão do estúdio principal. Chamamos a atenção para um problema que afligia muitos gaúchos. A crítica pública estava voltada aos governantes que desdenhavam de um problema sério. Nunca, em momento algum, polemizei o debate com discursos políticos. O entrevistado podia falar o que quisesse, e, se partisse para o campo político, eu fazia questão de conduzi-lo para o tema central.

Como em outras oportunidades, eu pretendia falar de onde estava a informação. Na época, a UTI do Clínicas atendia 54 pacientes vítimas de covid. Era a maior sala de atendimento do Rio Grande do Sul. O Clínicas foi como um termômetro para nós, do lado de fora. Se o número de pacientes aumentasse, víamos como sintoma principal para alertar a população e para o endurecimento das medidas sanitárias de restrição.

As autoridades tomavam decisões baseadas no que acontecia naquele hospital. Eu estava preparado para o que parece ser o básico: o papel do jornalista é informar, mas sem arriscar a própria vida. Tinha ciência da crítica, mas as ofensas atingiram um nível inesperado, psicótico até.

Propus a ideia da transmissão, e a assessoria do Clínicas, obedecendo ao rito de segurança, submeteu a proposta ao grupo de crise, que era o corpo que tomava as decisões no hospital. Aprovada a ideia, ainda que com inúmeras restrições, fui autorizado a transmitir. Durante as primeiras horas da manhã, quando ainda estava escuro e a duas horas do início do programa, me apresentei, como combinado, na porta do hospital.

Eu estava sozinho e muito ansioso. Passei por uma série de procedimentos de desinfecção, inclusive tendo que "banhar" o meu equipamento de álcool. Vesti o roupão tradicional dos funcionários da área médica e fui levado até o corredor que dá acesso à UTI, de onde faria a transmissão.

Antes de o *Atualidade* começar, entrei na unidade acompanhado de uma enfermeira e de uma médica. Logo veio a dra. Nadine Claussel, diretora do hospital. Eu quis ver pacientes internados – a curiosidade é um mal do jornalista. Todos tinham uma imagem impactante. Havia um traço em comum a todos: pessoas com idade mais avançada estavam desacordadas e tinham um tubo que entrava pela boca.

Também havia uma mulher, de 33 anos de idade e grávida. Outro paciente, um senhor, fixou na barra do leito, onde se segura quando se quer sentar, várias fotos de momentos felizes com os netos. Havia muitas mulheres deitadas de bruços, uma medida à qual as equipes recorriam para tentar salvar pacientes.

Naquele lugar vi em funcionamento a máquina que ajuda o paciente a respirar. A oxigenação por membrana extracorpórea (ECMO) só é usada em casos extremos, quando o paciente já não consegue respirar por conta própria. Do corredor da unidade, fiz a transmissão do programa. Obviamente, eu estava de máscara. Foi minha primeira apresentação mascarado. O som parecia abafado, mas era por uma causa justificada. Fiz a transmissão pela câmera do meu smartphone e, mesmo com todas as medidas de segurança, um detalhe chamou a atenção de alguns ouvintes. Uma garrafa de água que eu beberia somente ao sair do hospital. Fui atacado pelo que me parecia ser apenas uma coisa inofensiva, e então resolvi tirar a garrafa, para evitar distrações.

Aquele foi um programa diferente até pelo modo de conduzir as entrevistas. Não invadi a privacidade de ninguém que não estivesse ao meu redor e, obviamente, não entrevistei pacientes. Para grande desprazer, fui grosseiramente ofendido por muitas pessoas, inclusive por médicos de outros hospitais, que não entenderam o que um jornalista tinha que fazer numa UTI.

Um dos médicos que me atacaram chegou a ficar tão indignado que passou a me detratar publicamente. O médico era professor. Se ele era incapaz de ver a importância do meu trabalho, entendo que não deveria entrar em uma discussão pública. Mas o que aquelas pessoas me causaram não foi uma decepção total, pois o sentimento de dever cumprido que senti foi muito maior.

Dazed and confused for so long it's not true

Wanted a woman, never bargained for you

Atordoado e confuso
por tanto tempo não é verdade

Queria uma mulher,
nunca negociei por você

– Led Zeppelin ("Dazed and Confused", 1969)

O princípio

6.

Em fevereiro de 2021, comecei a sentir tonturas. Elas eram episódicas e pontuais. Movimentos mais bruscos me deixavam confuso quando caminhava.

No começo, atribuí o sintoma à troca de lente dos óculos. Eu tinha ido ao oftalmologista fazia pouco tempo e foi receitada a troca das lentes convencionais de miopia por uma multifocal. Tenho dificuldade para enxergar a distância desde a adolescência.

Tendo passado dos quarenta anos, comecei a sentir falta de uma boa visão para ler livros. O médico disse que a adaptação não seria fácil, pois eu teria que me acostumar a uma lente bem diferente. Como a tontura não passava, resolvi me submeter a uma nova consulta, pois, evidentemente, o problema não era provocado pela mudança das lentes.

Busquei atendimento com a minha médica, que receitou um medicamento para combater vertigem. Insisti com ele, e as tonturas não cessaram. Com o agravamento do problema, recorri ao otorrinolaringologista. Ele recomendou algumas sessões com uma fisioterapeuta para curar a labirintite.

Todos aqueles médicos foram muito competentes, mas o paciente não conseguia se curar. Enquanto isso, minha esposa, Gabriella Bordasch Scola, me cobrava para fazer um check-up. Se de fato eu tivesse algo, apareceria num exame com imagem. Nesse aspecto, as mulheres são muito mais sábias e precavidas do que os homens.

Tonto e confuso, minhas ideias se misturavam. Vendo que minha tontura parecia não ter fim, o médico pediu que eu fizesse uma ressonância magnética, para que pudesse saber como andava minha cabeça. Havia algo errado comigo, e não deveria ser uma simples vertigem ou labirintite.

Como sou rigoroso comigo mesmo, marquei o exame de imagem para um domingo, pois não queria "queimar" um dia de trabalho. Era um dia frio e chuvoso. Acordei cedo, tomei banho e, durante o café da manhã, cheguei a cogitar se era necessário fazer aquele exame. Mas, já que estava acordado e vestido, a decisão foi seguir com o planejado.

Na clínica, o exame de ressonância demorou uma hora, e tive que ficar deitado dentro de um equipamento que emitia um intenso barulho, a ponto de ser preciso usar fone de ouvidos para não danificar os tímpanos. Eu não fazia ideia de que repetiria o exame diversas vezes ao longo dos anos seguintes.

Quando terminou aquela bateria, ficou evidente que algo não estava bem. Uma das técnicas veio até mim e perguntou se o exame era de rotina ou eu investigava algo na cabeça. Como respondi que tentava tirar uma dúvida sobre as insistentes tonturas, ela falou que o médico ligaria logo em seguida para informar o resultado. Achei aquilo curioso, pois eu tinha feito um exame de ressonância no joelho esquerdo e não fora dito que o resultado seria informado depois, além de não terem feito qualquer pergunta sobre a razão do exame.

Na tarde daquele dia, o meu telefone tocou, e a pré-visualização do chamador informava ser o número do médico.

A descoberta

Igual a um castelo de cartas que desaba ao sopro mais suave, senti que meus planos para o futuro desapareceriam num instante. Naquele domingo à tarde, experimentei um processo de transição radicalmente diferente e que não desejo para ninguém. Depois de dois meses sofrendo tonturas, veio o diagnóstico. A causa do problema, aquilo que ninguém espera.

O raio X da cabeça era inequívoco, até para um leigo como eu. O tumor tinha o tamanho de um limão e se encontrava no centro do cerebelo, dentro da cabeça. O médico que me atendia me comunicou, enviou as imagens e ajudou a interpretar aqueles códigos aparentemente indecifráveis.

Fiquei incrédulo. O que dizem sobre "perder o chão", "não saber como agir", é tudo verdade. Senti um misto de sentimentos. Finalmente, havia descoberto a causa da tontura, mas o desfecho para mim foi o pior possível. A primeira reação que senti foi me perguntar "como eu vou tratar um câncer?".

Logo vieram à mente aquelas imagens características de pessoas que fazem quimioterapia, perdem os cabelos, emagrecem e ficam com aparência amarelada em função da medicação. Descobri, mais tarde, que cenas como aquelas eram reais.

Ouvi o diagnóstico médico sentado numa poltrona, para não cair. Estava surpreso, e minha esposa me ajudou a me recompor mentalmente. Bom que minhas filhas não estavam no mesmo ambiente.

Quando me ligou, o otorrino já tinha entrado em contato com um neurocirurgião hábil e de sua confiança, que fez contato comigo logo em seguida. Ele era de Porto Alegre, de um hospital exemplar, o Moinhos de Vento.

Pensando na vida, de repente vi a possibilidade de a morte surgir no horizonte, e para ela não estamos psicologicamente preparados.

Enquanto ainda estava atordoado pela ligação do dr. Otávio Piltcher, outra chamada entrou; era o dr. Arthur Pereira Filho. Ele tentou me tranquilizar, mas me advertiu que eu não escaparia de uma cirurgia na cabeça. No mesmo dia, minha mulher marcou uma consulta com o dr. Eliseu Paglioli, descendente de uma dinastia de médicos craques em operações na cabeça.

Eu quis uma segunda opinião. Os diagnósticos foram iguais.

De lá, fui me encontrar com o dr. Arthur, que me examinou e marcou o dia da cirurgia. Assim que descobri o tumor, e com a necessidade da operação, comuniquei meus chefes, que imediatamente ofereceram todo o apoio necessário. Pedi para tirar trinta dias de férias, uma vez que tinha direito vencido e poderia aproveitar aqueles dias para me ocupar com os procedimentos. Aos meus colegas, expliquei tudo depois. Saí sem alertar ninguém, pois não queria causar preocupação nem pânico.

O tratamento seria rápido. Pelo menos, era isso que eu imaginava.

Get it on, bang a gong, get it on

Get it on, bang a gong, get it on

Well, you're built like a car

You've got a hubcap diamond star halo

Pegue-o, bata um gongo, pegue-o

Pegue-o, bata um gongo, pegue-o

Bem, você é construído igual a um carro

Você tem uma auréola
de estrela de diamante

– T-Rex ("Bang a Gong (Get it On)", 1971)

Cirurgias

7.

Vacinado contra a covid-19, preparei-me para um procedimento que, para mim, era novo: a cirurgia na cabeça. A remoção do tumor envolve uma equipe numerosa. Nos dias que antecederam o procedimento, fiz uma consulta preparatória para a temida anestesia. Meu receio ingênuo era típico de paciente inexperiente e medroso: temia acordar durante a cirurgia.

Eu era tão inexperiente que fiz uma pergunta ignorante para a anestesista. Muito calmamente, ela explicou que a analgesia me colocaria num sono profundo, e a medição dos meus batimentos cardíacos em tempo real indicaria, muito antes de eu despertar, caso eu tivesse qualquer reação. Resumindo, eu ficaria desacordado o tempo todo.

No dia marcado para a cirurgia, 21 de julho, cheguei ao hospital às seis da manhã, seguindo as recomendações de estar lá com duas horas de antecedência. Passei pelos tradicionais procedimentos de assepsia. Tomei banho e lavei o corpo com um xampu especial para a ocasião e vesti o uniforme de paciente. Minha roupa foi deixada no armário da enfermaria.

Sob o olhar atento e com a ajuda da Gabriella, que ficou ao meu lado o tempo todo, preenchi a ficha de internação. Em seguida, fui até a sala de cirurgia, no bloco cirúrgico. Ali, Gabriella e eu nos separamos.

Numa sala espaçosa, me recordo de ter visto outros pacientes aguardando. Eles estavam em situação parecida com a minha. Antes de me deitar na maca e ser sedado, fui recebido pela equipe médica. Apesar da angústia, quebrei o gelo fazendo uma brincadeira com o dr. Arthur. Eu disse:

– Aproveita que você vai abrir a minha cabeça e coloca um parafuso a mais.

Talvez pacientes anteriores do dr. Arthur tivessem dito algo diferente, mas eu precisava dizer algo irônico a fim de reduzir a minha tensão. O choque da descoberta do câncer ainda não tinha passado, e aquela era uma maneira de tentar demonstrar que tinha deixado o espinhoso assunto de lado.

Antes de desacordar, avaliei muito rapidamente a minha trajetória. Pensando em retrospectiva, refleti sobre o estilo de vida que tinha levado até então e o que a remoção de um tumor representaria depois que tudo tivesse passado. Assim que recebi a anestesia geral, apaguei pensando que perderia um tumor, mas as ideias continuariam.

Gracias a la vida que me ha dado tanto
Me dio dos luceros que cuando los abro
Perfecto distingo lo negro del blanco

Obrigado à vida que me deu tanto
Me deu duas estrelas que quando as abro
Distingo perfeitamente o preto do branco

– Violeta Parra ("Gracias por la vida", 1964)

Cirurgia 2

Ao ser sedado para a cirurgia, apaguei de uma maneira que simplesmente minha memória não reteve nada. Retomei a consciência dos últimos procedimentos cirúrgicos um pouco antes da radioterapia. Então, o relato que segue foi feito com base no que me disseram, de modo que não está acompanhado dos meus sentimentos – o que não retira a dramaticidade do que aconteceu.

Lamento muito não carregar nenhuma lembrança desse momento.

A minha recuperação da primeira cirurgia aconteceu, como de praxe, numa UTI. Fui monitorado 24 horas por dia. Dois dias depois da primeira operação, já sem o tumor e ainda internado, repentinamente meu batimento cardíaco baixou para 24 por minuto, quando o normal são 100 batimentos. Minha cabeça aumentava de tamanho – era hidrocefalia.

Era tarde da noite e, mesmo assim, o dr. Arthur Pereira Filho chamou a equipe médica e anunciou:

– Temos que operar agora.

O médico ligou para a minha esposa avisando sobre o novo procedimento. Gabriella estava em casa cuidando das nossas filhas e saiu em disparada para o hospital, deixando Joana e Tereza em casa, com a vovó Verônica. No caminho até lá, foi acompanhada da minha cunhada, Manuela. Gaby temia pelo pior: chegar ao hospital e ser comunicada de que eu havia partido.

Mas minha recaída foi controlada. Um cateter introduzido na cabeça extraiu o excesso de líquido. Meu coração começou a bater um pouco mais rápido, passando de 28 para 34 batimentos, e de 34 para cima. Quando finalmente despertei daquele mergulho, foi como voltar à tona, à superfície, depois de uma submersão profunda. Abri os olhos e uma das primeiras coisas que pedi a Gabriella foi que colocasse uma câmera diante de mim, para eu poder gravar um boletim.

A situação era surreal. Eu estava deitado em uma cama de hospital, cheio de eletrodos fixados em meu corpo, com a cabeça coberta de ataduras, e delirando. Foi o pior boletim que já gravei na carreira! Mas o melhor e mais importante é que a notícia foi: *eu sobrevivi!*

Ainda assim, havia muita coisa para acontecer, embora eu estivesse sem o tumor e vivo, pelo que só tenho a agradecer. Obrigado à vida!

Can always be an angel

When things go wrong I seem to be bad

I'm just a soul who's intentions are good

Oh Lord, please don't let me be misunderstood

Sempre pode ser um anjo

Quando as coisas dão errado, pareço ser uma pessoa ruim

Sou apenas uma alma cujas intenções são boas

Ah, Senhor, por favor, não me deixe ser mal-interpretado

– Nina Simone ("Don't Let Me Be Misunderstood", 1964)

Agressividade

A violência nunca fez parte da minha vida. Nem verbal, tampouco física. Aliás, eu me distanciava ao ver alguém trocando socos perto de mim. E foram raras as vezes, é verdade. Do mesmo modo, ao notar pessoas batendo boca por perto, eu ficava de longe.

A agressividade entrou em minha vida quando eu estava internado. E, pior, contra as pessoas que eu mais amava e a quem, em situações normais, eu não faria nada além de oferecer muito carinho.

Contra a minha mãe, joguei uma caixa de água de coco. Contra a minha esposa, dei-lhe um soco no braço que deixou hematomas. Contra o meu irmão Gustavo, reagi à ajuda dele com um golpe em seu rosto. Dois anos mais novo que eu, era ele quem me batia na infância. Hoje somos muito próximos, e as arengas do passado ficaram lá mesmo.

Mãe, irmão e esposa. Já seria o suficiente. Mas também infligi violência contra mim mesmo. Arranquei os eletrodos e o dreno do corpo em sinal de revolta. Tirei à força tudo o que estava preso a mim.

Numa das internações na UTI, me revoltei e queria beber água. É claro que a equipe médica não permitiria que eu bebesse qualquer líquido se esse era o procedimento normal. E aquele era o procedimento adequado para o momento. Mas eu era um paciente sem a menor noção da consequência dos meus atos.

A minha revolta teve de ser contida à força. Enfermeiros me seguraram na cama para eu ser sedado. Só assim eu deixava as agressões. Dormindo na marra, não agrediria ninguém. Recobrada a consciência, as minhas "vítimas" passavam a contar suas histórias. Naturalmente, fiquei muito constrangido e envergonhado com aquelas atitudes. Eu não queria ser mal-compreendido por ninguém. E ainda bem que todos eles entenderam… espero.

Mesmo acordado e livre da agressividade, restaram as preocupações para quem mora com uma pessoa doente e com um histórico recente nada abonador. É compreensível que minha esposa tenha tirado a chave da porta do nosso banheiro. O receio era de que eu fizesse algo inconsequente e ela não pudesse me socorrer, caso eu trancasse a porta pelo lado de dentro. Mais do que me livrar da agressividade, eu precisava ganhar a confiança das pessoas.

It's not time to make a change

Just relax, take it easy

You're still young, that's your fault

There's so much you have to know

Não é hora de fazer uma mudança

Apenas relaxe, vá com calma

Você é jovem, a culpa é sua

Existe tanta coisa que você precisa saber

— Cat Stevens ("Father and Son", 1970)

UMA
PER
DA
IRRE
PARÁ
VEL

Uma perda irreparável

8.

Eu era um homem castigado fisicamente. Sem capacidade de raciocínio, fui ainda mais penalizado com a notícia da morte do meu pai. Seu Rubens era a minha "pedra de toque". Ao seu jeito, era uma pessoa afável demais.

Com ele, aprendi várias lições que levo para a vida toda. Ele já sofria com uma doença que vai apagando as lembranças, o Alzheimer. A doença evoluiu tanto que ele não podia mais ficar em casa. Pela primeira vez em mais de quarenta anos de casados, seria separado de minha mãe.

Foi uma tristeza profunda ter de cobrir os espelhos da casa deles para não refletir mais a sua imagem, já que ele acreditava ser de um invasor. Seu Scola tinha surtos psicóticos, pegava uma faca e fazia furos na porta. Em 2018, meus irmãos e eu decidimos que era preciso tomar uma decisão difícil, porém necessária para ele e para preservar a saúde de ferro da minha mãe.

Encontramos uma casa de repouso muito boa em Nova Petrópolis, próximo de Caxias do Sul. O dia em que o levamos para lá foi o dia em que mais chorei na vida. A tristeza de ver um homem ativo, seu próprio pai, sendo deixado em uma clínica foi triste demais para mim.

Minha mãe, meus irmãos e eu nos revezamos nas visitas. Quando veio a pandemia de covid-19, ele estava no grupo de risco, mas ficamos um pouco mais tranquilos com os cuidados que a clínica dispensava aos pacientes. Quando a vacinação contra a covid começou a ser feita, foi um alívio vê-lo receber as duas primeiras doses. O meu velho estava seguro, pena que não seria por muito tempo.

Entre a descoberta do câncer e a cirurgia, foi tudo muito rápido, e não consegui nem sequer subir a serra para dar um beijo nele. Fui ingênuo ao pensar que não faria diferença comunicar a ele o que se passava comigo. Achei que ele não compreenderia e acabei perdendo a chance de vê-lo mais uma vez. No dia 27 de agosto de 2021, alguns dias depois de eu voltar para casa depois da cirurgia, ainda meio inconsciente, meu telefone tocou. Era meu irmão, e ele estava chorando.

– O pai morreu. Foi covid.

Ele contraiu o vírus e acabou tendo que ser internado num hospital. Esperando uma dose vacinal de reforço, acabou perecendo. Justo comigo, que passei tanto tempo durante a pandemia desfazendo mentiras, usando máscara, álcool em gel nas mãos e pregando cuidados contra o vírus, a covid me atingiu em cheio.

Assim como um câncer, não nos preparamos para a morte de um pai. É uma imposição sumária que precisamos enfrentar, e a vida se encarrega de enviar a fatura.

I wanna live like common people

I wanna do whatever common people do

Wanna sleep with common people

I wanna sleep with common people

Quero viver como pessoas comuns

Quero fazer o que pessoas comuns fazem

Quero dormir com pessoas comuns

Quero dormir com pessoas comuns

– Pulp ("Common People", 1995)

Tratamento

9.

Pobres e à beira da fome, meus antepassados deixaram o Vêneto, no norte da Itália, e tudo o mais ficou para trás. Embarcaram num navio, no final do século 19, e cruzaram o oceano Atlântico em direção à América do Sul, vindo em busca de uma nova vida. Quando desembarcaram, viram que tinham sido enganados.

A terra prometida – a terra da *cucagna* – não tinha árvores de onde brotava ouro; os imigrantes não recebiam uma casa com alvará. Tiveram que subir um morro íngreme abrindo o mato a facão até chegar ao cume da serra gaúcha. Ali os Scola e os Fabris se instalaram no que viria a ser Galópolis; os Furlin e os Schiochet foram um pouco adiante e fincaram suas estacas em Antônio Prado. Continuaram passando fome por um tempo, mas agora tinham um pedaço de terra fértil para plantar.

Na Itália de 1875, grassava a pobreza gerada por um movimento chamado *Risorgimento*, a reunificação do território. Depois de muitos anos, em 1871, a Itália finalmente chegou a um consenso e uniu seus ducados para se transformar num país.

Eu sobrevivi e precisava honrar essa história. O Daniel Scola não poderia macular familiares que sofreram tanto até que pudessem ter o que comer regularmente. A luta dos antepassados pela sobrevivência serviu como exemplo para mim. Entre a Itália e o Brasil, eles enfrentaram doenças que agravaram a situação. Eu não poderia jogar a toalha. Pensando nisso, busquei forças, pois precisava seguir lutando pouco a pouco contra a maldita doença.

Lembro-me de que na casa de minha avó era proibido dizer que tínhamos terminado a refeição se ainda tivesse algo na panela, pois seria uma ofensa. *"Mangia che te fa bene"*, ela dizia. Nós, é claro, obedecíamos.

Reverend, reverend

Is this some conspiracy?

Crucified for no sins

An image beneath me

Lost within our plans for life

It all seems so unreal

I'm a man cut in half in this world

Left in my misery

Reverendo, reverendo

Isso é alguma conspiração?

Crucificado sem ter cometido nenhum pecado

Uma imagem abaixo de mim

Perdido dentro de nossos planos para a vida

Tudo parece tão irreal

Sou um homem cortado ao meio neste mundo

Deixado na minha miséria

– Pantera ("Cemetery Gates", 1990)

Garra é algo que se tem, mas que também herdamos. A garra e a determinação de meus antepassados me inspiram, ainda hoje, a não desistir.

Enquanto eu ainda estava delirante, dependente de uma cadeira de rodas, fui conduzido à sala do dr. Luiz Antônio Nasi, no Hospital Moinhos de Vento, para uma consulta online. Ele era especialista no tipo de câncer que eu tinha. Além dele, participaram o dr. Roger Paker, que estava em Nova York, e o dr. André Fay, oncologista que supervisionaria tudo. O dr. Paker conduziu a conversa. Os dois se conheciam muito bem, e essa afinidade me transmitiu mais confiança.

Como sempre, minha esposa estava ao meu lado. Fay contou o meu caso e, no final, o médico americano recomendou o tipo de radioterapia e de quimioterapia mais adequado para mim. E me deu uma notícia muito importante: eu poderia ficar no Brasil, contanto que seguisse no hospital de minha confiança, onde eu já estava. O dr. André Fay encaminhou todos os procedimentos.

Radioterapia

Um dia depois da consulta online, em acordo com a dra. Daniela Barletta, comecei a etapa seguinte no combate ao câncer: a radioterapia. Sessões de rádio são necessárias, porém muito extenuantes. Completei 33 sessões, indo e vindo do hospital quase todos os dias. O time da dra. Daniela fez de tudo para eu não sofrer mais do que era imposto pelo tipo de tratamento. Cheguei a ficar até uma hora submetido ao teste, mas eles tinham o cuidado de colocar algumas músicas de bandas de que eu gostava: Iron Maiden, Metallica, Deep Purple, entre outras.

Uma sessão de radioterapia exige que nos deitemos na maca de um aparelho que lembra as mesmas usadas em exames de ressonância magnética, e o aparelho para a rádio tem forma cilíndrica. Antes da primeira sessão, fui submetido à medição do rosto para a moldagem da máscara. Eu precisava ficar parado, de modo que foi colocado algo como uma trava no meu rosto. A medição e a modelagem do rosto foram feitas utilizando uma massa que se ajustava e delineava a minha fisionomia. Aquela máscara eu usaria a cada sessão de radioterapia.

Na última sessão, o paciente pode tirar uma foto com a moldura de papelão personalizada para o Instagram.

Do meu jeito, reunimos todos os que estavam ali e eternizamos o momento final da radioterapia.

Eu ainda usava cadeira de rodas.

Quimioterapia

Uma das perguntas mais comuns durante o tratamento foi a seguinte: "Por que fulano não parou de trabalhar, e eu, sim?". Eu fazia esse tipo de questionamento mentalmente como tentativa de responder à dúvida que me penitenciava. Outra dúvida era: "Por que a fulana estava com aparência amarelada?".

Foram muitas perguntas, com poucas explicações.

Hoje vejo que eram dúvidas ingênuas, porém pertinentes à época. Mas havia chegado a hora de descobrir as respostas por experiência própria, quando comecei as sessões de quimioterapia.

No meu caso, a quimioterapia envolveu a aplicação de medicamento por meio de um cateter – o dispositivo é subcutâneo, introduzido no peito, não aparece e é mais cômodo para o paciente, já que ficamos por dias recebendo as infusões. A colocação do cateter é feita por uma operação simples, mas o procedimento é realizado no hospital e com anestesia geral.

Fiz seis ciclos de quimioterapia – cada ciclo corresponde a cinco dias de tratamento. Concluído o ciclo, há um intervalo de 21 dias até o próximo. A interrupção é necessária para que o paciente se recupere até iniciar o novo ciclo.

Pessoalmente, penso que aquela foi a parte mais desgastante do tratamento, principalmente pela carga forte de medicação que é ministrada. Tive muitos sintomas comuns a outros pacientes de quimioterapia, como perda de cabelos e pelos, falta de apetite e aftas, muitas aftas, brotaram em minha boca, prejudicando a deglutição.

Eu, um glutão, passei a dispensar um bom prato de comida diante de mim. Sem vontade de comer por causa das aftas e da própria falta de apetite, perdi dezesseis quilos. A medicação me deixou com aparência amarelada, e, com isso, acabei ficando com o aspecto característico de um paciente de câncer.

A última fase do tratamento alimentou em mim a expectativa de concluir de uma vez o procedimento de combate à doença. Aquilo me deixava angustiado e afoito, querendo ver o quanto antes o fim de tudo. Somada a essa sensação de euforia, eu tinha a locomoção limitada a uma cadeira de rodas.

Mas a quimio era a última fronteira para se eliminar possíveis focos de células malignas, já que não existia tratamento que diferenciasse uma célula maligna de uma benigna. As radioterapias e quimioterapias eliminam células sem distinção entre boas e ruins, e, diante disso, eu me sentia prostrado.

Somando essas misturas todas de sensações e limitações, além do ataque agressivo ao meu corpo físico, o resultado foi uma depressão profunda. Eu mal saía da cama. Nada me animava. O sentimento de impotência havia me derrubado. Emocionalmente, eu me sentia como o meu estado físico: acabado. Precisei da ajuda dos oncologistas, da psiquiatra e dos remédios para conseguir me recompor e superar aquele momento crítico.

Eu mentalizava que aquilo estava acontecendo e era preciso enfrentar tudo "para o meu bem", e dizia a mim mesmo que tudo "terminaria logo". Essas foram frases que eu repetia mentalmente com muita frequência, a fim de alcançar um ponto de força e incentivo pessoal.

Então, quando terminou o tratamento, aconteceu aquilo que eu havia formado mentalmente na cabeça que foi operada.

A recuperação

A luz voltou a iluminar o meu ambiente quando terminei a quimioterapia. Era a tão esperada conclusão do tratamento. Passei por todas as etapas necessárias: duas cirurgias na cabeça, radioterapia e quimioterapia. Aquilo que inicialmente me derrubou acabou por me trazer incentivo físico e moral fundamental na continuidade dos acontecimentos. Fundamental é uma palavra rigorosamente adequada. O processo deixou sequelas, mas todas puderam ser superadas com terapia.

Eu já tinha imaginado uma inscrição que poderia estampar a minha lápide: "Aqui jaz Scola, nunca abandonou um amigo". Bem, a lápide ainda não seria necessária, mas, depois de todo o processo, renovei-a para "Nunca deixou ou foi deixado pelos amigos".

Antes dos procedimentos todos, eu imaginava uma vida regular, linear. Vi que era um erro acreditar que a pessoa curada de um câncer continuará a vida como antes. As coisas mudam bastante. Há um "depois".

A começar pela fala, meu instrumento de trabalho, muitas coisas foram afetadas. Tive uma neuropatia periférica que prejudicou a mobilidade. Depois de tirar o câncer, era hora de continuar trabalhando a cabeça, mas de outra forma: a questão era psicológica. O pior tinha passado.

Mantive os cuidados e a medicação. Sempre seguindo a prescrição e conforme as receitas médicas, adotei uma caixinha de plástico em que anotei os dias da semana e, em cada compartimento, colocava as pílulas que deveria tomar. Aquela caixinha tinha espaço para toda a medicação necessária que tomava antes de todas as refeições: café da manhã, almoço e jantar. A minha memória da "farmacinha" remetia ao meu avô. Seu Raimundo perambulava com uma caixa semelhante, a fim de não se esquecer de tomar seus comprimidos. Assim como a caixinha dele, a minha também era reabastecida no início da semana. Aquela caixinha me acompanhou por um bom tempo, até eu reduzi-la quase por completo, fazendo uso de apenas um remédio.

Coisas...
E pessoas

10.

Coisas que me decepcionam

Voltar a raciocinar não apaga as coisas ruins do passado. Desligar o botão da bateria infelizmente não significa que coisas indigestas desaparecerão. Uma delas é a aversão ao trânsito. Antes do câncer, aquela selvageria já me incomodava, e eu estava prestes a abandonar o volante do meu carro e trocá-lo por corridas por aplicativos, os apps. Há inúmeras vantagens nesse tipo de viagem, sendo a principal delas a possibilidade de, quando a corrida é longa, ir resolvendo alguns problemas. E, evidentemente, evitamos ter que assumir a direção e os problemas decorrentes do trânsito.

Por outro lado, guiar o próprio carro é cômodo para transportar as filhas pequenas. Enquanto não encontro solução para isso, vou enfrentando a batalha contra o trânsito de Porto Alegre, onde a cultura da arrogância parece vir junto com a carteira de habilitação de muitos motoristas. As ruas se tornaram um território sem lei. As pessoas parecem não ter o mínimo de paciência e bom senso. Como isso parece não ter solução, nem mesmo em longo prazo – porque, mesmo com todas as campanhas de educação no trânsito, o problema persiste –, quem sabe consigamos ao menos que motoristas que buzinam diante de um hospital tenham a decência de se lembrar que ali há enfermos internados, para os quais o barulho incomoda acima da média das pessoas que estão do lado de fora.

A cultura do privilégio de dar partida num veículo e sair dirigindo está impregnada por toda parte como se fossem tatuagens. Num estacionamento de Porto Alegre, eu caminhava a pé com dificuldade, apoiado em minha bengala, quando o guardador pediu para eu parar onde estava. Parei na hora. Ele, então, fez o pedido para eu dar passagem a um veículo que precisava passar. O motorista estava sozinho e não tinha a menor aparência de estar com pressa. Mas eu, uma pessoa com deficiência (PCD), teria de dar a preferência para um motorista aboletado no seu banco estofado. O motivo? Ele estava num carro. Fosse eu o motorista, ficaria envergonhado com o tratamento privilegiado. Será que podemos alimentar a esperança de que um dia a selvageria seja vencida pela civilidade?

Coisas que me colocam pra cima

Quando voltei a me sentir para baixo, minhas colegas Cris Silva, da RBS TV, e Kelly Matos, da Rádio Gaúcha, aplacaram o meu abatimento com convites para eu contar minha história no ar. Cris apresentava o *Posso Entrar*, e Kelly, o *Timeline*.

Foi a primeira vez que contei minha história, o que foi libertador, me tirando do ostracismo autoimposto, do qual eu não conseguia me livrar, já que a minha vocação era falar, me comunicar com as pessoas. Ter um lugar para contar minha história era como desfrutar um bálsamo numa situação de dor.

Participei dos programas em dezembro de 2022, quando gozava de uma condição mais favorável para falar. Não sei se elas perceberam, mas aquilo me tirou das trevas. Nem as muitas sessões de terapia tiveram o mesmo efeito positivo.

Cyro Silveira Martins Filho

Quando se chega a um bar e o garçom cumprimenta o seu amigo, chamando-o pelo nome, é um sinal nítido de que você está no lugar certo. Eu já tinha estado ali, mas o garçom não me chamava pelo nome. A coisa piorou, ou melhorou, quando nos sentamos e o garçom trouxe a cerveja preferida do meu amigo, gelada e aberta, como ele gosta. Ele deu um gole, e o garçom perguntou sobre a sua família.

Ali senti a minha inferioridade, mas me confortou saber que meu amigo era "pinguço dos bons" – ser paparicado daquele jeito o prestigiava ainda mais.

Esse amigo era o jornalista Cyro Martins Filho, meu ex-chefe. Já faz anos que ele se aposentou e foi morar longe de nós. A distância não o impediu de me estender a mão para servir como meu motor mental.

Rosane de Oliveira

Rosane é uma colega querida e generosa, a ponto de não me deixar sem coisas básicas que ela mesma planta, como alface e feijão. Durante a convalescença, minha amiga me visitou várias vezes e nunca apareceu de mãos vazias. Trouxe até uma iguaria para incrementar o feijão.

Beto Zambonato

Verdadeiramente, meus amigos conhecem as minhas fraquezas. Um dos meus pecados mais evidentes é a gula. Um amigo querido e discreto, Beto Zambonato, trouxe uma torta fria. Na vez seguinte, uma bandeja cheia de canapés. Na outra, uma travessa com um doce maravilhoso. Nunca vi igual! Passando perto da minha casa, Beto deixava os quitutes na portaria e ia embora. Andrei Fonseca, da Polícia Federal, não me prendeu, mas me levou para almoçar, em Porto Alegre, em um restaurante preferido quando o prato é galeto.

Michael Sopper trouxe, de Caxias do Sul, uma travessa do meu tortéi preferido.

Mas Ernani Polo se superou: do interior, me trouxe cuca, torresmo, queijo e salame colonial. Me prendeu pela barriga.

Luciano Potter, Rafael Roesler, Rafael Canterji e Marcelo Rech alimentaram meu outro vício: livros.

Cada um, à sua maneira, me alimentou.

Tânia Carvalho

Não tinha como não rir com Tatata Pimentel. Tatata é o tipo de pessoa que encontra você pelos corredores da empresa e, independentemente de quem seja, para e conta uma história engraçada. Vivia de braços com outra colega, a Tânia Carvalho. Além de nos fazer rir exageradamente, é impossível não gostar da Tânia. É uma "quirida", como ela mesma diz.

O que ela disser no ar, ela falará pessoalmente. Tânia é o tipo de pessoa que ri da própria desgraça. Certa vez, ela e Tatata me pararam no prédio da RBS para contar uma história do show do Roberto Carlos, ao qual Tânia tinha ido assistir. No momento em que ele distribui as rosas, ela foi empurrada e caiu. Fiquei triste assim que a ouvi contar isso, e logo a Tânia e o Tatata soltaram uma gargalhada no melhor estilo *Vídeo Cassetada*.

Na mesma noite, liguei para Caxias para me exibir:

– Mãe, você não vai acreditar com quem conversei hoje!

Bright light, almost blinding

Black night, still there shining

I can't stop, keep on climbing

Luz brilhante, quase ofuscante

Noite negra, ainda lá brilhando

Eu não posso parar, continue subindo

– Led Zeppelin ("Friends", 1970)

Sou uma pessoa de sorte nas relações pessoais. Sempre tive por perto pessoas que foram gentis e amigáveis. Dentre essas pessoas, guardo na lembrança três amigos que marcaram minha vida. Um é de longa data, disparado o mais antigo. O outro, fiz amizade por conta da minha atividade profissional, e o terceiro, mas não menos importante, esteve presente do início ao fim do meu drama.

Falo do Denis, do Fábio e do Michael, amigos que nunca se esqueceram de mim. Os três me ajudaram a rolar a pedra para cima, como no mito de Sísifo, que sozinho se esforçava, sem sucesso, tentando rolar a rocha morro acima. Frequentamos a casa um do outro e jogamos conversa fora bebendo café. Rimos das nossas desgraças. Nas conversas, transformamos nossos dissabores em momentos de graça e leveza. A amizade nos permite dar e receber conselhos e confessar coisas que só diríamos numa sessão de terapia.

Denis Guerra

Eu tinha catorze anos de idade, e Denis, dezessete. Eu andava por aí em cima do meu skate, Denis trabalhava na loja onde eu comprava meu equipamento.

Na Caxias do Sul da virada para os anos 1990, ficávamos de papo sobre a cidade e desenvolvemos uma amizade duradoura. Há mais de trinta anos, mesmo morando em locais diferentes – ele e eu até moramos fora do país, ele na Colômbia, e eu na Inglaterra –, a distância nunca nos impediu de manter a amizade.

Eu vi quando ele começou a namorar Cristina Wunsch, psicóloga com quem é casado. Em 2013, quando Mariano, o filho deles, nasceu, fui convidado para ser o padrinho. No dia em que descobri que estava com câncer, os três foram até minha casa para tomar café. Não lembro se chegamos a beber algumas xícaras, mas eles notaram como eu estava abatido.

Fábio Emerim

Fábio é um amigo que conheci em 2005, quando ingressei no programa *Gaúcha Hoje*, da Rádio Gaúcha. Emerim já era professor de inglês e ouvinte inveterado da Gaúcha.

Ele fazia parte de um grupo de céticos. Muito ativo nas mensagens ao programa, aceitei um convite para beber um chope com ele e a esposa, Marlise.

Nos encontramos para uma conversa no centro de Porto Alegre, durante a Feira do Livro. Trocamos ideias sobre muitas coisas, inclusive sobre James Randi, com quem ele havia trocado e-mails. Randi foi quem desmascarou a charlatanice do Uri Geller, que fazia entortar talheres "com o poder da mente". Pura enganação, embora muita gente acreditasse. Randi provou o contrário, desfazendo o engodo.

Entre um chope e outro, Emerim contou que tinha encontrado o cantor americano Ronnie James Dio, ex-vocalista do Black Sabbath, num hotel em Belo Horizonte. Eu já vinha gostando do papo, mas esses dois fatos nos conectaram ainda mais.

Muitos anos se passaram até que precisei da sua ajuda. No momento mais delicado da minha vida, incapaz de me mexer e sem poder falar, Fábio e Marlise foram até minha casa, levaram o disco que eu procurava no momento e tentaram conversar comigo, mesmo com a minha dificuldade. Isso se chama *amizade*.

Michael Sopper

Nossa amizade começou por meio das nossas esposas. Gabriella e Joana foram colegas de turma na infância. Michael é marido de Joana, e a convivência com o casal nos aproximou mais. Não importa que a gente não concorde em tudo, o importante é que entendemos o outro lado, ouvimos e processamos isso.

No dia em que descobri o câncer, ainda sem saber o que aconteceria, Michael me abraçou e disse:

– Você vai sair dessa.

Michael esteve comigo no hospital em várias situações de dificuldade, inclusive chegando a dormir algumas noites no sofá e na poltrona do quarto, para poder cuidar de mim. Pela manhã, preparava meu café.

Isso é *Amizade*, com A maiúsculo.

Nelson Sirotsky

Preciso desfazer um mito. O dono da empresa onde trabalho, a RBS, "não aperta o botão" na Rádio Gaúcha, como dizemos no Sul, ou seja, ele não manda no jornalismo. Disse isso num bate-papo com estudantes universitários e fui vaiado. Fui atacado por alguns alunos dizendo: "É claro que o Nelson Sirotsky manipula a tua cabeça".

Em mais de vinte anos na Gaúcha, o dono da empresa onde trabalho nunca disse o que eu deveria ou não fazer. Pelo contrário, a postura do Nelson sempre foi exemplar.

Nelson teve que assumir uma empresa antes administrada pelo pai. A RBS ia de vento em popa em 1986, quando Maurício Sobrinho morreu. Foi um sofrimento terrível para toda a família e para os amigos. Os funcionários ficaram chocados. O filho, então com 39 anos de idade, teve de assumir a RBS, e, de lá para cá, a empresa ficou ainda maior.

Me encontrei poucas vezes com Nelson, e todos os encontros foram muito breves, quase por acaso, no corredor da rádio. Li o livro que ele escreveu, *O oitavo dia*, e, pelo livro, pude conhecer melhor sua história. No final dos anos 1990, as críticas à linha editorial ficaram mais agressivas e extrapolaram os discursos desagradáveis. O prédio da RBS passou a ser alvo de ataques. Ficamos acuados com aquelas manifestações. Mas nem nos momentos críticos recebi alguma orientação editorial para agir de modo diferente e defender os posicionamentos pessoais ou de sua família. Recebi do meu editor, isso sim, orientações normais de cobertura, mas o alto escalão nunca me pautou de modo dirigido.

Nelson tem o mesmo entendimento que temos na linha de frente, de que o nosso compromisso é um só: com a verdade.

Histórias

11.

Depois de derrubar um entrave do tipo "muro de Berlim", eu precisava fazer como os alemães: seguir na direção certa e tomar decisões com liberdade. Uma delas foi dar alguma contribuição para a causa da prevenção contra o câncer. Afinal, toda história que nos marca pode ser usada para mudar a história de outras pessoas.

Em setembro de 2022, folheando a revista *Nature*, uma publicação de ponta na área científica, li que um tipo específico de câncer, que atinge principalmente as crianças, estava prestes a ter a cura revelada. Era o mesmo tipo de câncer que eu tinha enfrentado, meduloblastoma.

Se eu já sofri durante o processo enfrentado, os efeitos do tratamento eram ainda mais impactantes no corpinho dos pequenos. Normalmente, o crescimento deles é afetado quando são atingidos por esse mal. Ao ler o artigo, imediatamente entendi que a informação era séria, mas perguntei para o oncologista se eu tinha entendido bem.

Ele, então, me disse que a pesquisa envolvia os melhores médicos do mundo e era financiada por um empresário e filantropo porto-alegrense. Fui atrás do empresário e conheci Fernando Goldsztein, fundador da Medulloblastoma Initiative. Uma das muitas frases que ele disse me marcou:

– Vou dedicar toda a minha vida à busca do dia em que as crianças não sofrerão mais com esse câncer.

Para uma causa tão nobre como essa, eu queria dar a minha contribuição e somar forças a fim de mudar a história do maior número de pessoas possível.

Histórias de internações

Diversas internações foram necessárias e ajudaram a me socorrer nas horas difíceis. Não se fica impune durante um tratamento de câncer. Refiro-me às consequências de quedas de rosto para o chão, desmaios, mudanças na pressão arterial, bactérias, baixa imunidade, e o corpo, que fica mais suscetível; enfim, há mudanças significativas em nossa fisiologia. Precisei ser internado num hospital por várias razões e por tempos variados, que foram de três a 21 dias.

De cada internação guardo alguma história. Separei seis delas, as mais peculiares e até cômicas.

Num dos andares do hospital onde estava internado, eu era conhecido como o "paciente da uva". Sou um consumidor contumaz da fruta. Mesmo eu estando internado, meu irmão, Gustavo, sabendo o quanto gosto de uvas, trazia uma caixa dessa fruta de Caxias do Sul nas visitas que fazia. Além de comer, eu fazia propaganda, oferecendo uma aula sobre o produto a cada pessoa que chegasse no quarto. Quem mais comeu uvas comigo foi o dr. Luiz Antônio Nasi, e comeu com gosto! Certo ele. O médico nem sabia, mas isso me deixava muito orgulhoso.

Entre uma etapa e outra do tratamento, pus na cabeça que deveria ir ao supermercado com a minha esposa. Ela me levou, e andamos pelos corredores do mercado. Depois de encher o carrinho, já na fila do caixa, ela sugeriu que eu me sentasse num banco para descansar, enquanto ela passava as compras. Afinal, tínhamos caminhado bastante, e eu ainda estava com alguma limitação física. Concordei com ela.

No banco, uma senhora se sentou ao meu lado. Não sei o motivo, mas de repente comecei a me entortar para um dos lados e a perder a consciência. Até hoje não sei o motivo, se foi desmaio ou se simplesmente peguei no sono. O que sei é que a mulher se apavorou com a cena e começou a gritar:

– Socorro! Ele está desmaiando!

Chamaram uma ambulância. Enquanto eu era atendido pelas pessoas que estavam por ali, ia me desculpando pelo transtorno. Quando a ambulância chegou, com as sirenes ligadas, notei ser uma unidade do Serviço de Atendimento Móvel de Urgência (Samu). "Meus Deus! Eu não tinha sido atropelado, não me afoguei, não sofri nada além de um possível desmaio", pensei.

A ambulância do Samu carrega um estigma pesado, mas entendi que se tratava de respeitar os procedimentos-padrão do estabelecimento.

Na maca da ambulância, percebi que não se dirigiam para a minha casa. O destino foi o hospital, do lado oposto de onde estávamos. Eu não iria para casa, seria internado, seguindo o protocolo. Resultado: 21 dias de hospital.

◔◔◔

Eu nunca tinha andado numa ambulância, e minha estreia foi aquela, em uma do Samu. Dirigindo o meu carro, já tinha aberto o caminho para várias delas passarem, mas nunca estive ali, deitado em uma maca. Não há o menor "prazer" em viajar em uma ambulância. Depois de ter a consciência recobrada, senti a adrenalina a partir de uma perspectiva diferente. A sirene dizia para saírem da frente, da *nossa* frente. *Eu* era a emergência, não outra pessoa.

Os sentimentos nessas horas são bem diferentes, de gravidade, de preocupação com a própria saúde; mas, vendo o trânsito se abrir diante de mim, há certa "satisfação".

No hospital, descobri que o setor de transporte carrega outro conceito, não o convencional, em que ficam motoristas e veículos. Os motoristas de transporte de pacientes hospitalares são bravos técnicos, que levam a maca para lá e para cá, muitas vezes conduzindo também a maca com o paciente que é socorrido.

Num dos tantos exames a que fui submetido, prenderam uma porção de eletrodos em minhas pernas. Conduzida pelo dr. João Arthur, a verificação demandava pequenos choques elétricos. Um médico residente acompanhava o exame enquanto eu recebia as descargas. Terminado o exame, enquanto eu suspirava aliviado, o residente pediu para o médico repetir o procedimento, pois ele havia perdido uma etapa. A minha reação foi imediata:

– Nem pensar! Arranja outra pessoa. Eu não quero mais choques nas pernas.

Combalido pelo câncer, mas sem esquecer a ironia.

O dr. Nelson Pereira Filho – que junto com seu irmão "quase gêmeo", o dr. Arthur Pereira Filho, tinha feito minha cirurgia na cabeça – apareceu no quarto com uma seringa em que tinha uma agulha enorme. Ele usava luvas brancas e anunciou que a usaria em mim. Tive que me deitar de bruços para que ele introduzisse a agulha, aquela *superagulha,* na minha coluna, de onde extrairia o líquor, um líquido presente no cérebro e na espinha.

Pelo líquor, o meu tipo de câncer pode se espalhar para outras partes do corpo. Na extração desse líquido, ele pode se apresentar na cor vermelha (com restos de sangue) ou cristalino. Enquanto o dr. Nelson, torcedor do Grêmio e que tinha atendido David Coimbra, fazia em mim o procedimento, ele disse:

– O líquor do David veio azul.

– Claro que saiu azul. A cor do time dele estava no sangue – respondi.

The light in the window is a crack in the sky

A stairway to darkness in the blink of an eye

A levee of tears to learn she'll never be coming back

A luz na janela é uma rachadura no céu

***Uma escada para a escuridão
em um piscar de olhos***

***Um dique de lágrimas para
saber que ela nunca mais voltará***

– Ozzy Osbourne ("No More Tears", 1991)

Terapias

12.

Em meados de 2021, eu não saía da cama. A falta de vontade e a incapacidade de caminhar haviam me aplacado. Eu era um derrotado. Em resumo, um trapo humano, sem um fio de ironia. Para tornar o ambiente ainda mais triste, só faltava uma trilha sonora do Radiohead. Mais uma vez, eu seguia na direção contrária em relação à maioria. Enquanto muitas pessoas seguiam em busca de uma vida mais longeva, eu caminhava em direção ao câncer. Aliás, "caminhar" era um verbo que eu não conseguia mais conjugar. Não quero ser um estraga-prazeres, mas preciso contar uma obviedade: não existe vida eterna. Você pode fazer tudo, inclusive harmonização facial, mas a vida é finita.

Inspirado nos muitos personagens que havia lido, eu precisava reagir. Quem havia lutado uma batalha enterrado na neve tinha sofrido muito também. Os que dormiram em estações de metrô para escapar das bombas sobreviveram e tiveram filhos. Aquilo foi um elixir para mim. Me agarrei a essa ideia e busquei fisioterapia para reaprender a caminhar.

I got some people sayin' this way

I got some people sayin' that way

I got some people sayin' there's no way

Ain't it tough?

See the idiot walk

Algumas pessoas dizendo faça isso

Algumas pessoas dizendo faça aquilo

Algumas pessoas dizendo que não há como

Não é difícil?

Veja o idiota andar

– The Hives ("Walk Idiot Walk", 2004)

Fisioterapia

Não foi fácil sair da cama, mas fazia fisioterapia em casa e deitado numa maca. Primeiro com Daiana, e depois com Rafael. Fazendo dezenas, provavelmente centenas de sessões de fisioterapia, saí da maca para a cadeira de rodas. Da cadeira para o andador, e do andador para a bengala. Literalmente, me ergui. Cheguei ao Rafael pela competência dele, mas, quando soube que seu apelido era "levanta-defunto", pensei: "É disso mesmo que eu preciso". Certo dia, entrei num local público onde havia um pai ensinando o filho de pouco mais de um ano a caminhar. Me vi naquela criança dando os primeiros passos, igual a um elefante, com as pernas mais afastadas e muito cuidado para não cair.

Fonoaudiologia

A voz sempre foi meu principal instrumento de trabalho. Então, ela recebia tratamento especial. Antes mesmo do câncer, eu dispensava pelo menos uma hora por semana para fazer ajustes nas minhas imperfeições vocais. Rosane Mosmann talvez seja a pessoa que melhor me conheça. É o tipo de fonoaudióloga que ensina testes e te ouve no ar para ver (ouvir) se você colocava em prática. Se o Bonner (apresentador do *Jornal Nacional*, a maior audiência de jornalismo da tevê) faz fono, o Scola DEVERIA fazer. Sou o sujeito que acredita no aprendizado e aprimoramento permanentes. Fazia fonoaudiologia para ajustes finos. Com a degradação da voz, voltei à estaca zero. Quando voltei a ter algum sinal vocal, apenas balbuciava algumas palavras.

Ao superar o murmúrio, apertei o passo (mesmo com muita limitação motora) e recorri a mais uma profissional. Alessandra Vives ficou saturada com tantos exercícios vocais ministrados. Ela me ensinou também a engolir sem engasgar. Eu era como uma criança aprendendo o básico, a caminhar, falar e engolir. Prosseguir com essa terapia me possibilitou reaprender a usar a voz.

Psicologia

A remoção de tumor exige, essencial e literalmente, que você abra a cabeça. Agora, eu precisava abrir de novo, mas de uma forma que nunca havia experimentado, a mental. Para desafogar muitas angústias e frustrações represadas, eu não ia mais incomodar as pessoas ao meu redor com reclamações. Recorri à psicóloga Marina Gastaud. E desde o início ela foi o meu muro das lamentações.

Ao mesmo tempo, para conectar minhas ideias, eu precisaria de ajuda especializada. As ideias vinham da leitura, a cognição (compreensão) não havia sido prejudicada. Eu carecia de uma organização melhor daquilo que eu queria dizer e escrever. Era incapaz de fazer coisas simples, como abrir a maçaneta de uma porta, desenroscar a tampa da garrafa de água ou digitar com a mão esquerda. A neuropsicóloga insistia para que eu usasse a mão sem habilidade e aplicava testes de memória. Como eu disse antes, eram coisas básicas, do zero. Mas precisava disso.

As lições que aprendi com o câncer

13.

O câncer não é uma doença contagiosa. Quem tem uma doença como essa não transmite vírus algum, não pode infectar ninguém. O câncer se forma no interior da pessoa. Um aperto de mão, um abraço, um gesto de carinho não transmitem nada além de amor, de compaixão.

Mas o paciente carrega o estigma que acaba por "repelir" algumas pessoas. Os mais preocupados preferem não tocar, para não se "infectar". O termo *doença* tem uma carga pesada, e suspeito que isso acabe amedrontando pessoas. É compreensível esse comportamento, mas sei que basta uma boa conversa com alguém mais entendido para derrubar esse mito ou preconceito.

Da mesma forma, resisti à sugestão dada pelo médico para elevar a qualidade do meu sangue por meio de uma transfusão. Na minha cabeça, a transfusão carregava o peso de estigmas sobre o quão relapso fora o procedimento na década de 1980. Tinha comigo que uma transfusão era sinônimo de contaminação. Definitivamente, eu não colocaria sangue alheio dentro da minha veia no antebraço.

Resisti por dias a tal procedimento, até me sentir tão debilitado que ouvi as explicações dos médicos que me tratavam no hospital. A transfusão de sangue e de plaquetas traria tantos benefícios para mim que era indispensável a realização daquele procedimento. Além disso, era tão seguro que não corria o menor risco de receber sangue errado ou ser infectado involuntariamente.

Antes da transfusão, meu nome, a receita médica e as orientações hospitalares foram diligentemente respeitadas. Esse ritual de checagem cercado de segurança deu a tranquilidade de que eu precisava. Quando lembro que uma lenda urbana impediu que eu abreviasse o tratamento, me sinto constrangido.

Wish I could go back

And change these years

I'm going through changes

I'm going through changes

Gostaria de poder voltar

E mudar esses anos

Estou passando por mudanças

Estou passando por mudanças

– Black Sabbath ("Changes", 1972)

Uma experiência traumática

Descobrir um câncer é uma experiência traumática. O paciente enfrenta profundas transformações físicas e mentais. Ninguém passa por uma experiência como essa e sai como entrou. A mudança é inevitável. Eu tentava mudar para melhor. E não apenas melhorar a mim mesmo, mas criar novos hábitos, extrair ensinamentos que pudesse levar para a vida; afinal, aquele era um ponto de inflexão na minha experiência. O "velho Scola" ficava para trás. Se era para passar pelo pior, que surgisse uma pessoa melhor.

Passada a enxurrada, o sol começaria a brilhar para mim. Depois de superar o pior momento do tratamento, decretei a data da conclusão da quimioterapia para o dia 26 de maio, que seria a minha segunda data de nascimento – já que minha mãe me deu à luz em 14 de janeiro. O dia 26 de maio se tornou marcante, porque foi o dia em que concluí todo o tratamento, o que envolveu duas cirurgias, inúmeras internações hospitalares, radioterapia e quimioterapia.

Na fé católica, também é o dia de Nossa Senhora de Caravaggio. Em Farroupilha, Rio Grande do Sul, existe uma igreja que homenageia a santa e se tornou muito famosa porque um conhecido técnico no Brasil é devoto dela, o Luiz Felipe Scolari. A data é feriado, tanto em Farroupilha quanto na minha Caxias do Sul. Os dezesseis quilômetros que separam as duas cidades são percorridos todos os anos por milhares de pessoas, que vão até o santuário pagar alguma promessa. Meus familiares já percorreram o caminho diversas vezes.

Em 26 de maio, voltei para casa, e havia dezenas de amigos na porta do prédio celebrando a minha volta. Eles seguravam balões brancos e cartazes, e tinha até uma banda do Exército, que acabei me acostumando a ouvir. Afinal de contas, eles ensaiam em uma guarnição vizinha ao meu edifício – e tocaram algumas das minhas músicas favoritas.

Nem o fato de sair do carro e ter que usar uma cadeira de rodas para me locomover diminuiu a emoção que senti naquele momento. Pela primeira vez em meses, eu voltava a sorrir e me sentia acolhido por pessoas queridas que estavam ali comigo, segurando a minha mão. Elas sentiam estar individualmente fortalecendo uma pessoa, enquanto eu sentia ser fortalecido por muitas delas. E nem sou o tipo de gente que gosta de ser o centro das atenções! Mas fizeram isso ao aparecerem e me darem aquela surpresa.

Uma das primeiras e maiores lições que aprendi com o câncer foi aproveitar melhor momentos simples, mas humanizadores, como aqueles. É preciso aprender e aceitar que, sim, há momentos em que somos colocados como o centro das atenções, e devemos deixar que nossos amigos demonstrem o carinho e a solidariedade que sentem. Isso tem a ver não conosco, mas com eles. Temos que dar espaço para que as pessoas expressem suas emoções, e não devemos limitá-las. Isso não cabe a nós.

But I know sometimes

I must get out in the light

Better leave her behind with the kids,
they're alright

Eu sei que às vezes

Devo sair na luz

Melhor deixá-la para trás
com as crianças, elas estão bem

– The Who ("The Kids Are Alright", 1965)

Houve outras duas situações que me marcaram emocionalmente de maneira especial. A primeira foi quando minha esposa levou nossas duas filhas, Joana e Tereza, para me visitarem no hospital, durante a fase final do tratamento. Tereza se deitou na cama comigo, e Joana empurrou a cadeira de rodas, me ajudando a passear pelo corredor.

A segunda aconteceu quando voltei à redação da RBS e meus colegas me receberam com aplausos. Embora eu tenha voltado a frequentar a redação só uma vez por semana, ficara mais de um ano afastado.

Como a minha saída foi súbita e optei por não anunciar que seria operado, muita gente acabou ficando preocupada. Assim, do mesmo modo, o retorno se tornou um fato inesperado.

Tempo

Estamos atravessando um momento de profundas transformações nas relações humanas. Nossos hábitos estão mudando bastante. Parte disso se deve ao advento e à popularização da internet. Mensagens que temos que transmitir hoje são enviadas por e-mail, e não mais carta, que levava dias ou semanas para chegar. Qualquer dúvida que tenhamos pode ser respondida com uma rápida pesquisa no Google. Uma música que ouvimos e queremos ter para ouvir quando sentirmos vontade, no passado, tinha que ser comprada em um CD. Hoje o Spotify oferece a música e milhões de outras imediatamente, ao alcance de um clique.

Se algumas das operações que mencionei no parágrafo anterior levarem mais de cinco segundos para nos dar a resposta, já queremos desistir da internet. Procuramos uma conexão mais rápida.

A popularização das redes sociais levou esse imediatismo a uma potência muito mais elevada. O WhatsApp nos ajuda a entrar em contato instantâneo com as pessoas em qualquer parte do mundo. Essa agilidade reforçou em nós um sentimento de urgência. Quem recebe uma mensagem sente que precisa respondê-la imediatamente.

Sou de uma geração para a qual a qualidade do trabalho era medida pela quantidade de coisas que fazíamos. O aplicativo de mensagens aprisiona 24 horas por dia. Mas ele aprisiona quem se deixa aprisionar. Fui uma pessoa que se permitiu isso antes do câncer.

Pela manhã, antes mesmo de tomar o café, lia e respondia as mensagens que chegavam pelo WhatsApp. Fui guiado por um senso de urgência, pela necessidade de resolver tudo imediatamente.

Para uma pessoa impaciente e aflita, ser premida pelo tempo é como um vício: preenchia, imediatamente, uma espécie de necessidade de sobrevivência. Eu tentava me autossabotar, procurando justificativas do tipo "uma notícia pode chegar durante a madrugada", "não posso deixar de responder, pois vão achar que eu não me interesso pela informação" ou "o contador precisa daqueles dados agora".

O "agora" era o meu motor. Tudo era sempre "agora". O câncer impôs um freio importante a esse modo de ser. Houve como uma espécie de calibragem dos meus ímpetos. Parei de ter atitudes que visavam abreviar o tempo e passei a raciocinar melhor sobre a necessidade permanente de resolver problemas.

Hoje vejo como é bom almoçar em vinte minutos, não mais em três. Tinha dias em que eu nem sequer almoçava. Caminhar vagarosamente, e não correndo, leva mais tempo, mas agora consigo conversar com pessoas no caminho, presto atenção na paisagem, desço e subo degraus com calma e não corro riscos desnecessários que a idade irá impor, quer eu queira, quer não.

Todos somos humanos e imperfeitos. Eu não era perfeito, estava longe disso. A minha produtividade não podia ser medida pelo modelo de vida que eu tinha me imposto. Fazer-se presente o tempo todo, quase onipresente, não é um atributo próprio dos seres humanos. O afastamento pela saúde nos ensina na prática aquela lição que repetimos da boca pra fora na falta da experiência: ninguém é insubstituível.

Puxei o freio e abri mão daquele impulso interior de fazer várias coisas ao mesmo tempo, e percebi que realizar tarefas com calma não nos prejudica.

Rede de apoio

Esta não é uma lista de agradecimentos, embora se pareça com uma. Tenho uma dívida com as pessoas que me ajudaram, e a gratidão é eterna. Uma rede de apoio é tema fundamental para mim e para qualquer pessoa que tem objetivos a alcançar. Quando temos metas, precisamos de pessoas que abram mão de seu tempo e seus compromissos para colaborar. A banda de rock 'n' roll AC/DC tem uma música que fala disso. O título da canção, em inglês, é "It's a Long Way to the Top (If You Want Rock 'n' Roll)".

A tradução livre é "Existe um longo caminho até o topo se você quiser arrasar". Ou seja, a nossa caminhada é longa.

Os milhares de atletas que atravessam as ruas de Nova York durante a maratona que o digam. Ninguém corre por eles. Mas os 42 km são percorridos mais facilmente porque, ao longo do caminho, recebem apoio moral de pessoas nas calçadas. As mensagens de incentivo, mesmo de desconhecidos, servem como injeções de adrenalina na experiência do maratonista.

As pessoas mais bem-sucedidas do mundo atingem o auge por força própria. Mas não chegam lá sem uma rede de apoio que crie condições para poderem ascender na carreira e na profissão. Bill Gates, Warren Buffett, Jeff Bezos, Steve Jobs, Michael Jackson, Kobe Bryant e tantos outros não chegaram lá sem pessoas ao redor que os ajudaram, que pavimentaram o seu caminho para o sucesso.

Não estou no rol da fama como eles. Aliás, estou aquém da categoria em que estão, mas não teria capacidade de fazer o que fiz nem de chegar aonde cheguei sem uma rede de apoio de pessoas especiais.

A primeira dessas pessoas em minha vida é aquela que não saía do meu lado, a minha esposa. Minhas filhas foram o alicerce mental. Um casal de amigos, Joana e Michael, esteve presente nos momentos delicados. Minha sogra,

Verônica, cuidou das minhas filhas com o amor de uma vovó zelosa. Meus irmãos, Fernanda e Gustavo, e a minha mãe, Cecília, foram determinantes com sua solidariedade. Em casa, Lara estendeu o braço para a minha mulher e nunca deixou de cuidar bem das crianças. As nossas ausências não comprometiam o desenvolvimento diário da Joana e da Tereza, mesmo que o ideal para uma criança seja o amor que a presença física pode provocar.

Esse contingente criou uma rede de apoio sem a qual nada disso teria sido possível. A ajuda deles garantiu que eu pudesse me tranquilizar, que me sentisse apoiado e seguro. A tranquilidade é um elemento fundamental, sempre.

Plano de saúde

Aprendi a encarar um plano de saúde como um investimento, não como gasto. Adoraria que o dinheiro do meu imposto pudesse cobrir um sistema que não exigisse que as pessoas procurassem cobertura privada. Infelizmente, essa é a realidade em nosso país.

O plano de saúde é como o seguro de carro. Quando menos esperamos, podemos recorrer a ele. Sempre tive um plano, mas não prestava muita atenção às suas condições e coberturas. Como a antítese de um perdulário, sempre evitei gastos desnecessários. Então, há uns anos, meu plano fez mudanças visando se manter funcionando. Com as mudanças, passei a pagar mais pela minha cobertura e para mais pessoas para quem eu o tinha contratado.

Aquilo se transformou num custo mensal mais alto. Cheguei a pensar em mudar, para conseguir reduzir os gastos. Ainda bem que me convenci do contrário quando percebi que o valor não estava fora do padrão. Permaneci com o mesmo plano, o que revelou ser a decisão mais acertada. Graças à cobertura que tinha, pude tratar um câncer sem me preocupar excessivamente com gastos hospitalares nem com procedimentos burocráticos.

Profissionais qualificados

Um bom plano de saúde dá acesso a profissionais mais qualificados. Que bom que a elite dos planos de saúde atende em meu estado. Com saúde, não se pode tergiversar. Sobrevivi graças ao trabalho qualificado de muitos profissionais precisos e fundamentais nas suas funções. Dos primeiros diagnósticos ao fim do tratamento, um time muito qualificado garantiu que eu não ficasse pelo caminho. Médicos, enfermeiros, técnicos, equipes de limpeza, cada um na sua especialidade, foram muito hábeis. Nos momentos de maior fragilidade, ser atendido por pessoas assim, que se dão pelo outro, é parte da garantia de sobrevivência para quem necessita.

O recado vitalício é para, sempre, procurar se cercar de bons profissionais.

Atenção e preocupação com a saúde

O fato de um problema nunca ter acontecido não nos isenta de sua ocorrência no futuro. Ser acometido por um câncer está nessa categoria.

Evidentemente, há maneiras de nos portarmos e hábitos que podemos adotar que ajudam a evitar desenvolver alguns tipos de doença, como a que desenvolvi: não fumar, restringir o consumo de bebida alcoólica, cultivar bons hábitos alimentares e praticar esportes são algumas das medidas mais conhecidas. Nossos médicos podem nos orientar melhor nos casos em que há diagnósticos ou certas suspeitas.

Mas mesmo os bons hábitos não me isentaram de contrair a doença maldita na cabeça; por outro lado, me ajudaram a ter saúde. Eu não estava muito longe do perfil comum da maioria dos homens: negligenciava a própria saúde. Gabaritei o dicionário médico. Tive câncer e, como consequência, sintomas de vários tipos, como desmaios, bactérias, fraturas, herpes-zóster (inflamação na região das costas) e simples resfriados.

Depois do câncer, ao menor sinal, buscava atendimento médico. Ao menor sinal de uma coriza, lá estava eu no otorrinolaringologista. O câncer *me fez acordar* para o cuidado e devido tamanho que devemos dar aos problemas de saúde. Ser tomado pelo senso de urgência que ele causa me fez bem.

Alimentação

Durante os ciclos de quimioterapia, eu não tinha apetite; a minha vontade de comer desapareceu e chegou ao ponto em que eu precisava recuperar o peso, mas não imaginei que seria pela alimentação.

Quando o apetite voltou, eu queria recuperar o tempo perdido. Passei a comer alimentos com muito sabor: pizza, hambúrguer, massas, polentas e outros. As sobremesas voltaram a fazer parte do meu cardápio: ambrosias, quantias absurdas de sagu, sorvetes e mil-folhas de doce de leite. Não abandonei tudo isso, mas aos poucos voltei a uma alimentação saudável.

Acompanhamento

Um paciente de câncer termina o tratamento, mas não os cuidados. A transformação que sofre é tão grande que exige atenção permanente. Sob hipótese alguma se deve descuidar das verificações periódicas. Outra lição que a doença deixou é que a periodicidade nos exames é parte da prevenção de problemas futuros. Ninguém quer que a doença volte a incomodar, a tal recidiva.

O aparelhinho usado para infusões segue no peito. Será retirado em breve, e, enquanto isso, ele precisa ser limpo a cada dois meses, numa rápida visita ao hospital. É a "heparinização", necessária de acordo com o tipo de produto usado.

Dos exames de rotina, a ressonância magnética é um dos mais importantes, mas causa desgaste físico e emocional. É uma hora e 45 minutos submetido a análise, debaixo de um barulho elevado, insuportável se não fossem os fones de ouvido que são fornecidos.

Do procedimento da ressonância, algo que chateia é reviver um passado sombrio. Por outro lado, o que traz algum alento é o exame ser necessário para não haver recidiva.

Prioridades

14.

Eu precisava levar uma sacudida. Não necessitava ser tão forte, como um câncer. Com isso, pude perceber que, na vida, o que acumulamos e que podemos levar para sempre, sem que nos roubem ou que percamos, são experiências, memórias de momentos e demais riquezas que são afetivas, não materiais. Minhas metas profissionais incluíam trabalhar mais para ter um apartamento, economizar e poder comprar um bom carro, uma casa na praia e outra na serra. Isso tudo é importante, sem dúvida; porém, a vida, e uma vida significativa, não se resume a isso. Claro que há muito mais em jogo: passar mais tempo com a família, almoçar com um amigo, fazer a viagem dos sonhos com a pessoa que amamos, poder parar para desfrutar pequenos prazeres, como ler um livro em paz, ouvir tranquilamente a música da nossa preferência (ainda que seja heavy metal), são coisas muito mais importantes e que, depois da doença, subiram na minha escala de prioridades.

Câncer X Jornalismo

A doença deixou muitas sequelas físicas e emocionais. A minha atividade profissional foi uma das áreas afetadas. O tipo de jornalismo que eu praticava e que muita gente estava acostumada a receber e a acompanhar talvez não seja mais possível de ser feito, sobretudo por causa das limitações de fala, minha vocação.

Estou trabalhando arduamente para aprimorar a locução. A voz mais grave e sem tropeços nas sílabas está muito melhor do que já foi (fui um paciente que nem falava). Hoje evoluí, mas talvez a voz não volte a ser como antes, e, se isso não acontecer, não será por falta de treinos.

Precisei fazer do limão uma limonada, e a incapacidade de falar bem me levou para o lado do jornalismo que não precisa falar tanto. De lá para cá, passei a escrever mais (este livro é prova disso), para poder desafogar ideias presas em mim. Passei muito tempo represando pautas, e era hora de liberá-las. A maneira de "desaguar" esses temas foi colocá-los "no papel" – na tela do computador. Este livro foi escrito a partir do momento em que percebi não poder contar a história oralmente, mas escrevê-lo era possível.

Há males que vêm para o bem

Todos morreremos; estou nessa lista. Espero que demore muito ainda. Falta-nos consciência disso, o que é ruim.

O câncer me acenou com essa possibilidade da morte iminente, e respondi denunciando-o, mas tomando como lição a iminência da perda da vida. Para permanecer neste plano, pagamos um preço alto que muitas vezes não notamos, e precisamos valorizar a condição em que estamos.

Um efeito constrangedor

Eu já tinha deixado de lado a vaidade. Um dos objetivos principais de vida era sobreviver. Como acabei ficando do lado de cá, tive consciência dos efeitos adversos que poderiam acontecer. Enfrentei vários deles e percebi que, apesar de nunca ter acontecido nada parecido comigo antes, algo sempre pode surgir do nada.

O funcionamento intestinal foi um desses casos. Nunca tive problema com isso, e não compreendia a prisão de ventre que se manifestava em mim. Depois de um tratamento pesado, ninguém fica incólume. Por conta de mau funcionamento intestinal, tive que ser levado para a emergência, onde soube que tinha desenvolvido um fecaloma. Nem sequer sabia que algo assim existia! Tudo o que sentia era dor, e só queria me livrar dela. Medicado, perdi um resto de dignidade que ainda havia, mas voltei a me sentir bem melhor.

O papel da oncologista na bactéria

A debilidade da doença nos deixa mais suscetíveis, a saúde de modo geral fica aos frangalhos. Nos tornamos um alvo fácil para vírus ou bactérias que não vemos, mas que estão por perto. Em casa, numa segunda-feira, senti uma forte indisposição estomacal. Imediatamente minha esposa entrou em contato com o oncologista André Fay, que estava fora do país e não podia me atender. Foi indicada a dra. Priscilla Silva.

Eu queria ir o quanto antes para o hospital, mas era preciso o aval médico. Mais uma vez, o que poderia ser uma simples ida ao hospital me levou a dar entrada na emergência, e, feitos os procedimentos iniciais, fui encaminhado para a UTI. Minha pressão tinha caído muito, e eu precisaria ser monitorado por 24 horas.

Resultado: três dias na UTI, até que, finalmente, fui liberado. Mas aquilo não foi a alta do hospital, apenas a transferência para o quarto. Eu queria voltar para casa, retomar minhas atividades, mas, depois de usar máscara de oxigênio para poder respirar, ou seja, depois de estar à beira do precipício, poder sair da UTI e ir para o quarto era um resultado a ser comemorado.

Passado o susto maior, era hora de investigar o real motivo de tudo. Sem se importar se era feriado ou fim de semana, todos os dias a dra. Priscilla procurava uma explicação. Ela veio se somar à equipe que analisava meus exames e me comunicava os procedimentos.

Finalmente, a dor no pescoço não era torcicolo, e sim uma bactéria que havia se instalado naquela parte do corpo. Meu medo maior era aquele problema de saúde ter alguma relação direta com o câncer. De qualquer forma, era preciso tratá-lo.

Até aquele momento, a minha definição de "coleção" era uma porção de livros ou discos. Mas "um paciente com uma coleção no pescoço" era a pessoa que tinha muitos pontos inflamados (com pus), ou *abscesso retrofaríngeo*. Aquilo não foi resolvido com o medicamento que eu começava a tomar. Era preciso fazer punção para retirar a coleção do pescoço.

– E como se faz isso? – perguntei.

Disseram que não seria "muito" doloroso. A coleção seria sugada com a incisão de uma agulha na região do corpo. Antes da punção, eu precisava de outra agulhada na mesma região, a da anestesia. Bem, para alguém que passou por tudo o que passei, o que era uma agulha?

Feito o procedimento, voltei para o quarto, onde permaneci mais uma semana internado. Minutos antes da alta, quando finalmente iria para casa, a equipe de enfermeiros entrou no quarto com um bilhete e um sorvete. Era uma forma de despedida carinhosa.

If not for you

Babe, I couldn't find the door

Couldn't even see the floor

I'd be sad and blue

If not for you

Se não por você

Meu amor, eu não conseguiria encontrar a porta

Eu não conseguiria nem ver o chão

Eu seria triste

Se não fosse por você

– Bob Dylan ("If Not For You", 1971)

Olhar da Gaby

Não enfrentei a guerra sozinho. Não sou um exército de um homem só. Do mesmo modo como eu não faria como muitos homens, quando descobrem que suas esposas estão com câncer e as abandonam, não fui abandonado por minha esposa quando mais precisei dela. Gabriella não foi apenas o meu braço direito – ela estendeu a mão e se tornou o meu anjo da guarda, desde o primeiro momento, inclusive nas horas em que eu nem sequer estava acordado.

Ela fez o seguinte relato:

> Não existem maneiras de nos prepararmos para a pior notícia de nossa vida. E mesmo que isso fosse possível, como seria? Ser otimista também é uma defesa e ferramenta de sobrevivência. A vida é muito frágil. E se, ao fecharmos os olhos, começarmos a pensar sobre isso e tudo que pode acontecer com a gente, nossos filhos, nossos companheiros de vida, entes queridos... nossa! Quase impossível não sentirmos a frequência cardíaca aumentar em segundos.
>
> Você pode até achar estranho isso vir de uma jornalista (profissão que me aproximou do meu marido), mas eu tinha pânico de notícia ruim. Se tocasse o ce-

lular de madrugada, então, pior ainda. Era o suficiente pra eu hiperventilar. Por muitos e muitos anos, deixei meu celular no modo silencioso quando ia me deitar, pois, se acontecesse algo com alguém, eu não queria saber. Talvez já fosse meu inconsciente tentando, aos poucos, me mostrar que, de fato, não tenho controle sobre nada. Eu, não, todos nós. Essa fobia veio anos atrás, quando minha mãe, em uma viagem internacional, teve uma hemorragia por conta de uma cirurgia malfeita. Eu estava com dezesseis anos e a milhares de quilômetros de distância, quando uma amiga dela ligou pra avisar que minha mãe seria hospitalizada e que não sabia o que estava acontecendo. O que eu poderia fazer? Pra quem poderia ligar? Quem me mandaria notícias dela? Como se fazia uma ligação internacional naquela época, tendo apenas um Nokia 6120 pré-pago? Foi horrível e um dos piores dias da minha vida.

Ser atingido pelo imponderável faz parte. A gente nunca acha que vai acontecer, mas acontece. O que vamos fazer com isso é outra história. Para a menina de dezesseis anos em São Paulo com a mãe tendo um sangramento em uma madrugada gelada em Nova York, só restava rezar pra Deus e chorar. Minha mãe ficou bem. Não aconteceu nada, além de uma dívida de treze mil dólares que nunca foi paga. Mas esse dia fatídico deu lugar a um muito pior. O início da tarde do domingo, 1º de julho de 2021, um dia frio e chuvoso em Porto Alegre, onde moramos. Fazia minha filha menor dormir uma soneca quando escutei um grito da sala. Não dava pra saber se tinha chegado alguém em casa, se era uma gargalhada ou o Daniel, meu marido, gritando com nosso gato, que sempre aprontava. Assim que a Tereza, que à época tinha um ano e pouco, dormiu, saí do quarto e fui direto ver o que tinha acontecido. Meu marido estava numa área da nossa casa que tem uma porta de vidro. Ele falava com alguém que eu não fazia ideia de quem seria e me fazia sinal pra não me aproximar. Gelei, pois na hora pensei que havia acontecido algo com alguém da família. Pensei logo no meu sogro, o seu Rubens, que sofria de Alzheimer e já estava em uma clínica. Mas foi quando o Scola falou a palavra "lesão".

– Mas como assim uma lesão? – esbravejou ele.

Naquela manhã ele havia saído cedo pra fazer uma ressonância magnética da cabeça. Mas eu jamais esperaria que o resultado daquele exame sairia em três horas. Essas coisas demoram, não? Mas, sim, aquilo estava acontecendo com a gente. Ninguém quer, ninguém espera, e, quando falam ou ponderam sobre esse assunto, logo vem algo como “vira essa boca pra lá”. Em câmera lenta, estava explodindo uma bomba atômica na minha família. Meu marido tinha alguma doença, e era grave. Minhas pernas afrouxaram, o coração disparou como nunca, segurei as lágrimas. A vontade era de entrar por aquela porta e arrancar o telefone da mão dele para saber quem era aquele ser que dava a pior notícia das nossas vidas. O que explicava um desenlace de seis meses de tontura que o Daniel sentia, mas não queria procurar um médico? O que traria um diagnóstico que podia me deixar viúva aos 35 anos e com duas filhinhas pequenas? Que poderia levar o amor da minha vida?

O primeiro sentimento foi de ódio extremo, que deve ter ficado estampado na minha cara, pois logo Daniel descreveu a cena pro médico ao telefone.

– Minha mulher tá aqui, querendo saber o que tá acontecendo... tá bem, vou passar pra ela.

Fui tomada por um vigor e uma ânsia de querer resolver aquilo logo, mesmo sem saber o que estava acontecendo de fato. Lembro-me de ter sido um pouco agressiva e quase soltar para o otorrinolaringologista, dr. Otávio Piltcher, um “Tá! Desembucha!”. Hoje nos damos muito bem, e ele se tornou, inclusive, meu médico também, mas me lembro de ter detestado que, na hora em que atendi, ele perguntou meu nome. Como assim ele não sabia meu nome? Fazia meio ano que eu atordoava o Daniel pra procurar um especialista. Não aguentava mais vê-lo indisposto, sem energia, padecendo de algo que pensávamos ser simples, mas que deveria ser tratado. Além disso, a cada dia estava menos participativo em casa, principalmente com as nossas filhas. Ele, que sempre foi um superpai e que dividia comigo todas as tarefas. Eu estava cansada, essa era a verdade. E o dr. Piltcher demorava para fazer aquele anúncio.

– Teu marido tem uma lesão no cerebelo. Aquele órgão que fica logo abaixo do cérebro e que controla o equilíbrio, a coordenação motora, entre outras funções.

Eu chorava e pensava o pior. Meu marido ia precisar abrir a cabeça e não ia sobreviver. Nunca conheci ninguém, até então, que havia passado por cirurgia no cérebro ou cerebelo.

Era um pesadelo. O dr. Piltcher ao telefone já disse que precisaríamos marcar uma consulta com um neurocirurgião, e ele tinha um nome para indicar. Eu estava tão brava que não queria a indicação dele. Logo lembrei-me de um médico, em Porto Alegre, que era famoso por ter mãos tão habilidosas quanto um músico virtuoso ao tocar um instrumento. E falei:

– Ele vai se operar com o dr. Eliseu Paglioli, da PUCRS. Eu conheço ele.

Piltcher bateu o pé e pediu que fôssemos ver o dr. Arthur Pereira Filho, que é um prodígio na área, e inclusive já havia marcado a consulta para as catorze horas do dia seguinte.

Ao desligar o telefone com Piltcher, liguei pra minha mãe soluçando. Pedi que conseguisse o telefone do dr. Eliseu, porque o meu marido tinha algo na cabeça e eu precisava de outra opinião. Ela chorou também e, em segundos, conseguiu falar com uma prima, que é cunhada do dr. Eliseu. Porto Alegre é assim. Todo mundo se conhece. Tentei me acalmar e liguei pro médico, que já pediu alguma imagem da ressonância. Ele falava muito tranquilamente ao telefone e fazia barulho de que estava mastigando algo.

– Não repara que estou comendo uma pizza.

Pelo visto o problema tinha solução, e talvez eu estivesse potencializando tudo. Será? Mesmo assim, as horas avançavam e a angústia não cedia espaço algum para a serenidade. Meu marido podia morrer e ponto. O que eu fiz pra merecer isso? O que ele fez? Será que não éramos boas pessoas? O que Deus queria com essa lição horrível? Mas isso não acontecia só com os outros? Se pensar demais fundisse o cérebro, o meu já teria derretido há muito tempo. A verdade é que não existem respostas rápidas para esses tipos de questionamentos. Precisamos atravessar essa corda bamba e lá na frente tirar algum proveito ou lição.

A segunda-feira amanheceu, e fui tomada por uma força que só pode ter vindo de Deus. A menina de dezesseis anos que tinha medo de notícia ruim queria enfrentar tudo aquilo. Decidi fazer o que tinha de ser feito e viver um dia após o outro. Pedir mais informações, falar com pessoas, marcar consultas com outros médicos e fomentar meu otimismo. Não seria agora que eu me jogaria numa cama e adoeceria junto. Eu não poderia nem tinha esse direito. Precisava ser forte. Se eu caísse, a casa cairia. Eu não tinha outra escolha senão cuidar do homem que escolhi pra ser pai das minhas filhas. E eu ia cuidar delas, dos nossos gatos e de tudo o mais que precisasse. Sentia que tudo aquilo era uma prova de fogo e que do outro lado sairíamos outras pessoas. Ao contrário do que diz a letra do Belchior, célebre na voz da também gaúcha Elis Regina, nós não somos os mesmos. É impossível sair ileso. E registros ficaram em todos nós, principalmente em nós quatro. Daniel, que foi a principal vítima e sentiu tudo na pele, eu, Joana e Tereza.

Uma família inteira sofre, torce, ora, implora e navega meses e meses pela incerteza. E, em meio a isso tudo, fui a acompanhante. Ser acompanhante é ser o capitão que navega o barco, o maestro da rede de apoio, a líder que anima e mantém a torcida motivada e principalmente o atacante, que tá ali, na linha de frente, na luta contra o adversário. Saímos dessa. Passou. Não tenho mais medo de notícia ruim, pois já sei que, caso aconteça, só me resta atravessar. E da melhor maneira possível. Vencemos. Saímos melhores do que entramos.

Ando devagar
porque já tive pressa

E levo esse sorriso

Porque já chorei demais

Hoje me sinto mais forte

Mais feliz, quem sabe

Só levo a certeza

De que muito pouco sei

Ou nada sei

– Almir Sater ("Tocando em frente", 1992)

Conclusão

Escrevi a minha história não para me compadecer, tampouco como forma de me penitenciar ou para mostrar que sou diferente. Sou uma pessoa com sentimentos simples, como a maioria. Com este livro, quero apenas chamar a atenção das pessoas para os cuidados e os percalços da situação que é inerente a qualquer um. Com minha experiência, quis passar dicas importantes para todos – o que envolve, inclusive, pessoas que podem passar pelo mesmo problema.

Extrair ensinamentos de todas as situações, inclusive as piores, sempre foi uma obstinação pessoal. Eu não poderia abandonar essa ideia, não agora! Todos atravessamos momentos ruins na vida, e eu queria uma chance para transformar o momento amargo numa experiência com o objetivo de iluminar outras mentes. Recorrer às palavras foi a maneira que encontrei de contar uma história real e pessoal que servisse de exemplo.

O melhor retorno que posso ter é que este livro sirva de ajuda para alguém. É o meu "Prêmio Esso" – o Oscar do jornalismo brasileiro.

Minha história não termina aqui, mas eu precisava colocar um ponto-final nesses acontecimentos todos antes que perdesse as rédeas.

Sendo este o meu primeiro livro, de início tive que contar minhas memórias, um percalço da vida. Minha cabeça fervilhava de ideias para colocar aqui, e passei muitos dias e noites escrevendo. Havia muito mais coisas para escrever, de acontecimentos públicos a sensações muito íntimas, pessoais e familiares. Mas penso que foi suficiente colocar no texto muitas mágoas e histórias que são de teor educativo. Muitos outros momentos que estavam escondidos e precisavam ser iluminados.

Escrevi, como se diz, "catando milho". Uma das sequelas fez meu braço esquerdo ficar parcialmente paralisado. Portanto, as aulas de datilografia, sobre as quais escrevi no início, de nada serviram. Não exercemos o controle daquilo que será ou não afetado.

Sempre fui incentivado a escrever um livro e sempre apresentei desculpas para afastar essa ideia, inclusive dizendo "talvez, quando eu me aposentasse...". Com essa desculpa, em geral eu conseguia encerrar o papo. Mas, na verdade, o que faltava era uma história. Mal sabia que a história sairia de minha própria experiência, justo eu, que nunca fiz questão de contar coisas pessoais. Mas, como aposentei o Daniel Scola que vivia antes do câncer, e tendo contado a sua história, penso que, a partir de agora, posso começar uma nova vida, com uma nova carreira, acumulada com as experiências que carrego depois do câncer.

Apêndice

LIVROS SOBRE CÂNCER

Sou leitor de livros, não importa o tema. Esse é um hábito que adquiri ainda na infância, e o responsável por ele foi meu pai. Seu Scola me deu um dicionário quando eu ainda tinha cinco anos de idade, era uma criança, e mal sabia ler. O dicionário tinha uma placa, na capa, com o meu nome gravado. A sala da minha casa era cheia de livros. Meu pai não havia feito curso superior, mas tinha mais de mil exemplares. Para mim, aquela era a prova de que um homem podia ser culto sem, necessariamente, ter passado por uma universidade.

Ele supria possíveis lacunas intelectuais lendo muito. Com frequência eu o via com o rosto enterrado em um livro. Esse ambiente me marcou profundamente a ponto de carregá-lo em minha vida. Foi na estante dele que tive o primeiro contato com autores como Machado de Assis, José de Alencar, Truman Capote e F. Scott Fitzgerald. Muitas obras são perenes; os livros desses escritores também são.

Há cerca de quinze anos, tenho dado prioridade à leitura de livros de história. Com isso, consigo unir dois interesses, o gosto pela leitura e uma liturgia da minha profissão, o jornalismo. Nunca deixei de ler, muito menos no hospital, onde passava horas ocioso e encontrava nos livros um consolo. De 2021 a 2023, esgotei muitos exemplares, mas acabei introduzindo no cardápio outros ingredientes que tratavam do tema que mais me preocupava naquele momento, o câncer.

Esses livros foram fundamentais para entender as origens e aprender como outras pessoas que tiveram a doença (inclusive médicos) reagiram.

Anticâncer, de David Servan-Schreiber

O médico escreveu o livro sobre câncer em 2010. Ele, mesmo sendo pesquisador, teve câncer, guardou a má notícia e, quando a doença voltou, resolveu colocar tudo no papel e publicar um livro com seus ensinamentos. Ele abre a obra com a frase: "Todos temos um câncer dormindo em nós".

Basicamente, David fazia pesquisas com estudantes quando um dos voluntários faltou ao exame e ele se submeteu ao teste. Naquela ocasião, descobriu que tinha um câncer na cabeça.

O imperador de todos os males, de Siddhartha Mukherjee

Este é um livro muito poderoso. É a história do câncer contada pelo grande oncologista, talvez o maior oncologista vivo, Siddhartha Mukherjee. Em mais de seiscentas páginas, Siddhartha discorre sobre a doença maldita numa linguagem muito acessível.

Hoje eu venci o câncer, de David Coimbra

O jornalista David Coimbra escreveu sua saga num livro sobre câncer intitulado *Hoje eu venci o câncer*. Pouca gente sabe o que meu amigo passou. David chegou a ser desacreditado, quando encontrou um experimento em fase de testes e se mudou com a família para os Estados Unidos para tentar sobreviver. O experimento evitou a morte precoce, foi um sucesso, mas a guerra ainda não estava ganha. De volta ao Brasil, ele assumiu uma posição na mesa do programa *Timeline*, da Rádio Gaúcha.

O autor em Roma (2013), transmitindo o conclave que escolheu o papa Francisco.

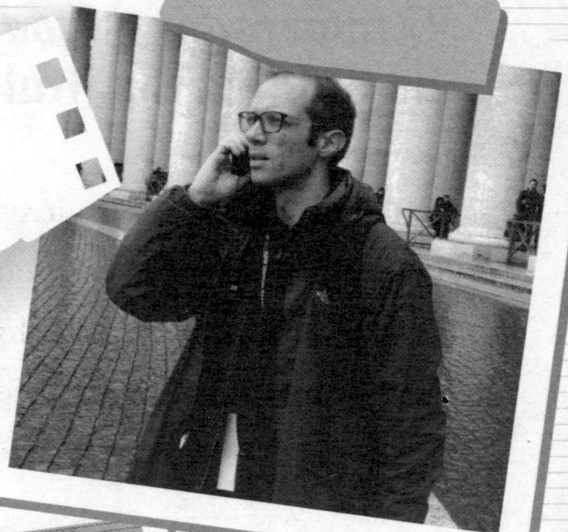

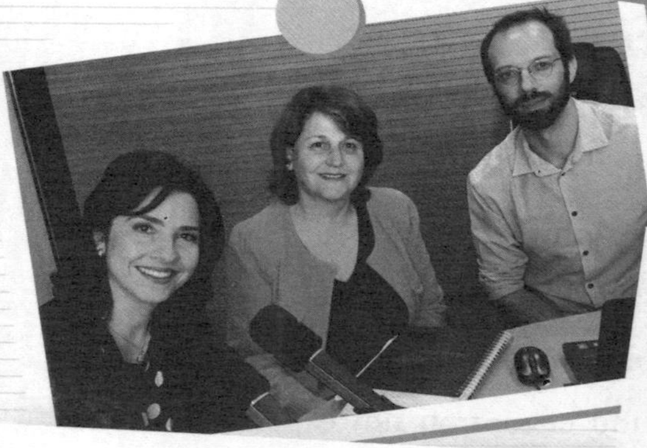

Carolina Bahia (à esquerda), Rosane de Oliveira (centro) e eu (à direita), no estúdio da Rádio Gaúcha (2017).

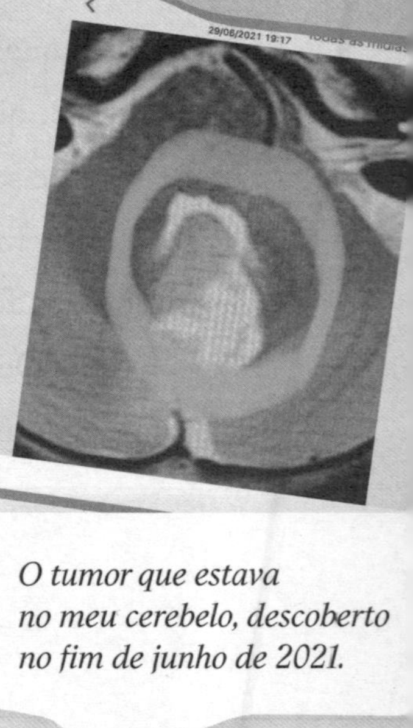

O tumor que estava no meu cerebelo, descoberto no fim de junho de 2021.

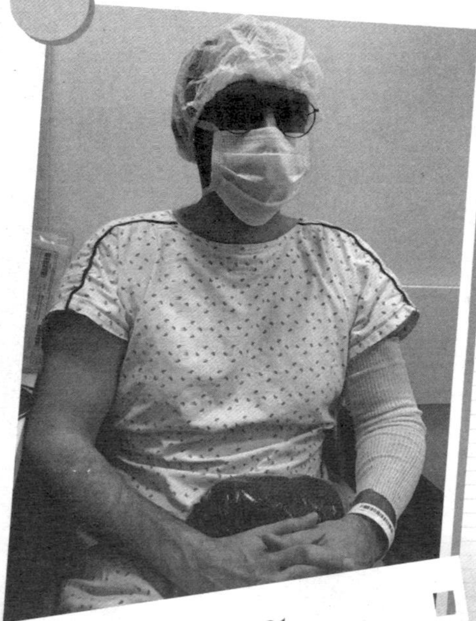

Dia 21 de julho de 2021, o dia em que fiz a primeira cirurgia...

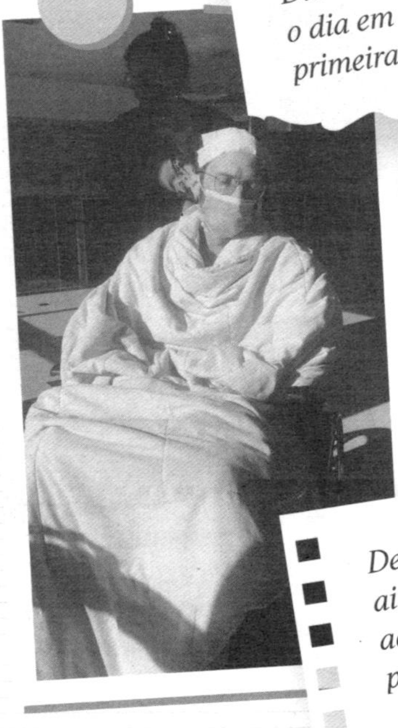

Depois da segunda cirurgia, ainda desacordado, fui levado ao corredor do hospital para pegar sol (2021).

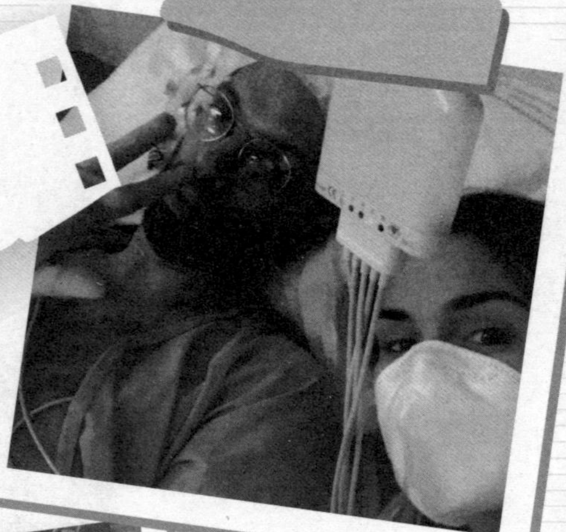

A Gabriella e eu no quarto do hospital, agosto de 2021.

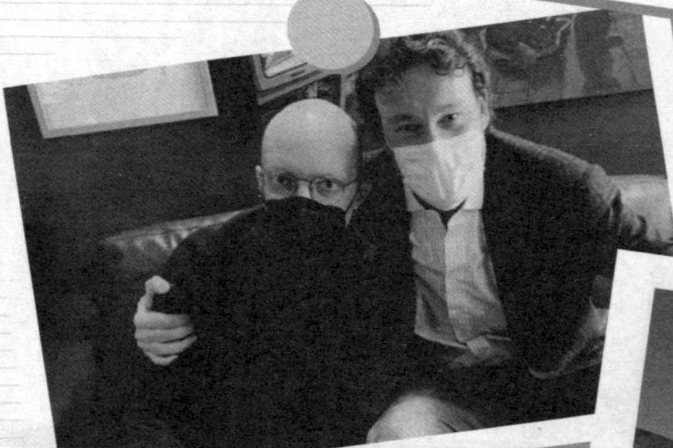

Eu, ainda em recuperação, com o médico oncologista dr. André Fay.

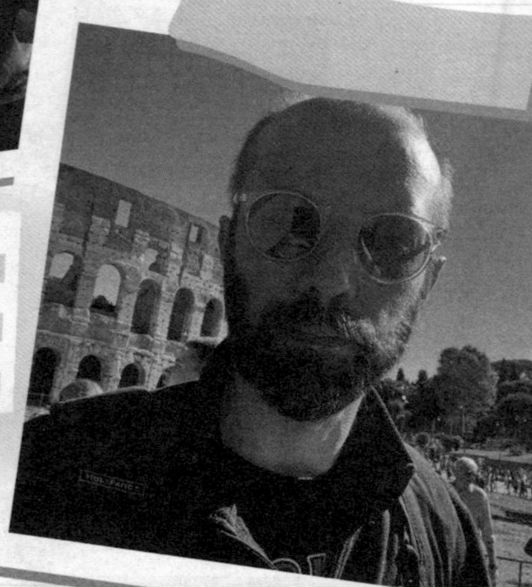

Depois do câncer, em Roma, outubro de 2023.

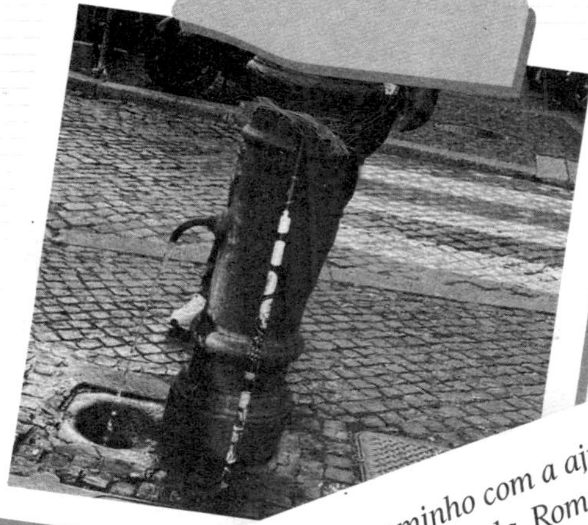

Hoje caminho com a ajuda de uma bengala. Roma, outubro de 2023.

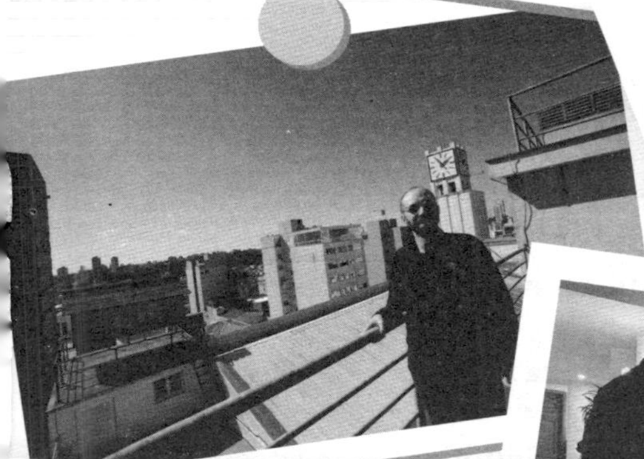

Em Caxias do Sul, cidade onde nasci, no topo do prédio da metalúrgica Eberle. Pouca gente sobe no local, por causa da dificuldade.

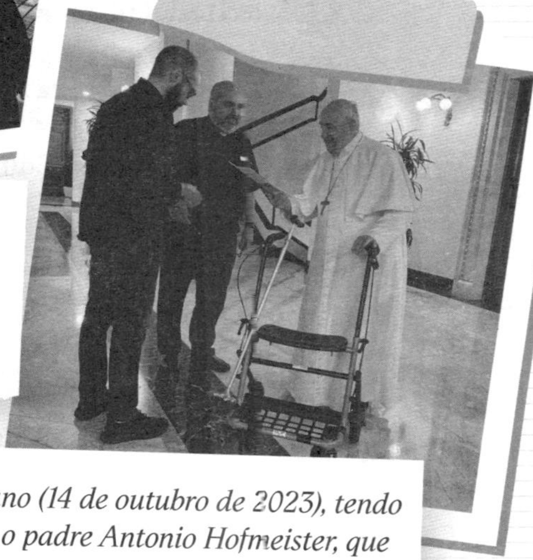

No Vaticano (14 de outubro de 2023), tendo ao centro o padre Antonio Hofmeister, que me apresentou como o jornalista brasileiro que teve um câncer. O papa me abençoou e disse: “Come bastante polenta”.